RITES INITIATIQUES ET PRATIQUE MEDICALE

DANS LA SOCIETE FRANCAISE CONTEMPORAINE

Dans la collection

Anthropologie - Connaissance des hommes

Dirigée par Jean-Pierre Warnier

Dernières parutions :

Danielle Jonckers, *La société Minyanka du Mali, traditions communautaires et développement cotonnier, 1987.*

Christine Bastien, *Folies, mythes et magies d'Afrique Noire*, 1988.

Suzanne Lallemand, *La mangeuse d'âmes.* Sorcellerie et famille en Afrique, 1988.

Sylvie Fainzang, Odile Journet, *La femme de mon mari.* Anthropologie du mariage polygamique en Afrique et en France, 1989.

Michel Boccara, *La religion populaire des Mayas, entre métamorphose et sacrifice*, 1990.

Claude Rivière, *Union et procréation en Afrique*, 1990.

Laurent Vidal, *Rituels de possession dans le Sahel.* Préface de Jean Rouch, 1991.

Inès de La Torre, *Le Vodu en Afrique de l'Ouest*, rites et traditions, 1991.

Suzanne Lallemand, *L'apprentissage de la sexualité dans les Contes de l'Afrique de l'Ouest.*

Noël Ballif, *Les Pygmées de la Grande Forêt.*

Michèle Dacher, *Prix des épouses, valeur des soeurs*, suivi de *Les représentations de la Maladie.* Deux études sur la société Goin (Burkina Faso).

Nambala Kante (avec la collaboration de Pierre Erny), *Forgerons d'Afrique Noire.* Transmission des savoirs traditionnels en pays malinké, 1993.

Véronique Boyer-Araujo, *Femmes et cultes de possession au Brésil, les compagnons invisibles*, 1993.

Nicole Revel et Diana Rey-Hulman, *Pour une anthropologie des voix*, 1993.

RITES INITIATIQUES
ET PRATIQUE MEDICALE

DANS
LA SOCIETE FRANCAISE CONTEMPORAINE

L'Harmattan
5-7, rue de l'École-Polytechnique
75005 Paris

ISBN : 2-7384-2303-5

AVANT-PROPOS

Le travail présenté ici fait suite à une réflexion sur le sens de la pratique médicale dans la société française contemporaine. Cette réflexion est née d'environ dix années d'exercice de la médecine en milieu hospitalier et en cabinet de médecin généraliste, d'abord en centre urbain, puis en milieu rural pour l'essentiel.

Je tiens à préciser que cette approche ne s'inscrit en aucun cas dans une remise en question de la médecine générale telle qu'elle s'exerce dans notre société. Elle prend naissance dans les questions quotidiennes que l'on peut se poser en tant que médecin généraliste essentiellement, mais aussi en tant qu'intervenant à l'hôpital, tout au long d'une journée de travail, au cours de ces consultations aux formes si diverses.

Quel sens prennent les gestes et le discours dans le cadre de la consultation ? Quel sens pour le patient, mais aussi, quel sens pour le médecin ?

C'est surtout sur ce niveau, celui du médecin, que je tiens à m'attarder maintenant. En effet, il est bien évident que cette approche de la pratique médicale, tout en se donnant des perspectives essentiellement anthropologiques, est ce qu'elle est, en rapport avec mon identité de médecin m'impliquant largement dans un exercice médical quotidien. Il est probable que cette analyse aurait été totalement différente présentée par un ethnologue extérieur à la médecine pour qui le regard ne peut être le même.

Mais aussi, qui donc dans un exercice répétitif ne s'est jamais posé la question du sens de ce qu'il fait chaque jour ?

La chronologie des gestes lors d'un examen, leur répétitivité, ne sont pas sans évoquer une certaine ritualité parfois compulsive de l'exercice, renvoyant elle-même à un autre type de ritualité, la ritualité médicale dans un sens beaucoup plus large. Cela n'est pas spécifique, bien entendu, à la médecine, mais la question du sens se pose d'autant plus qu'il s'agit, dans ce type de profession, du corps de l'individu.

Quand je parle du corps de l'individu, je parle non seulement du corps de l'autre, c'est-à-dire du corps des patients, mais je pense également au corps du médecin. Il est bien évident que tout malaise, toute maladie rapportée par les patients renvoient directement le médecin à son propre corps. C'est en ce sens que l'exercice de la médecine est rendu particulièrement difficile. Le médecin n'est jamais en dehors de la maladie de son patient. Il est nécessairement amené à l'imaginer et à la rapporter à des sensations personnelles fantasmées ou non. Ce n'est pas sans raison que les cafétérias des facultés de médecine ne parlent que de maladies. Les diverses pathologies que se découvrent les étudiants sont là pour signifier la projection du savoir et des connaissances nouvelles sur leur corps, que ces projections apparaissent ou non à leur conscience.

Mais encore, qu'il le veuille ou non, le médecin est renvoyé sans cesse à son corps par le patient lui-même, et de façon tout à fait directe. A ce titre, nombreuses sont les femmes qui consultent des médecins de sexe féminin. En France encore, dans de nombreux villages, la vie du médecin est connue de tous ; certains patients choisissent leur médecin sur des critères de vie personnelle ou même d'antécédents médicaux connus : "Je viens vous voir parce que je sais que vous avez eu..."

C'est ainsi que bien souvent, les patients renvoient le médecin à la problèmatique de son propre corps.

Je tiens à avertir le lecteur de la double identité de l'auteur. L'identité médicale initiale est loin d'avoir été remplacée par l'identité de l'ethnologue, bien que ce soit cette deuxième identité, secondaire à l'identité médicale, qui ait permis l'émergence d'une réflexion de cet ordre. Il est bien évident aussi qu'une approche de ce type concernant ma pratique de médecin prend ses sources dans un questionnement préalable sur ma profession ainsi que sur chaque geste de mon exercice. Je ne pense pas que la médecine soit d'un usage facile pour quiconque prend le temps de réfléchir quelque peu sur lui-même.

Il faut noter à ce propos l'importance d'une formation en psychologie médicale, ainsi que celle d'une approche balintienne.

Ce type d'approche me paraît indispensable. Il répond particulièrement bien aux préoccupations journalières des médecins, et particulièrement des médecins généralistes qui exercent dans la plus grande solitude, contrairement aux médecins hospitaliers qui bénéficient, pour bon nombre, d'un travail d'équipe rassurant.

Il est difficile de croire que médecins hospitaliers et médecins généralistes exercent le même type de pratique. Le discours des uns et des autres montrent bien qu'il existe en France deux médecines avec des préoccupations totalement différentes.

Pour seul exemple, je cite l'intervention, lors d'un colloque de psychologie médicale, d'un médecin hospitalier qui reproche aux médecins généralistes de ne pas être assez "agressifs" dans le choix des traitements psychiatriques concernant leurs patients. Notamment, il aborde le problème de la prescription des antidépresseurs pour laquelle, il est vrai, certains médecins généralistes sont réticents.

Cette difficulté de prescription est interprétée de la part des médecins hospitaliers par un manque de connaissance de ces médications ainsi que par un manque d'habitude de leur manipulation, ce qui n'est pas forcément faux. L'intervenant prétend même que le médecin généraliste a peur de ce type de prescription.

Ce que le spécialiste hospitalier oublie, c'est que le médecin a à faire à des patients qui vivent et travaillent, et pour qui ce type de médication renvoie à un trouble psychiatrique grave inacceptable. Ce n'est pas au médecin que la prescription fait peur, c'est au patient, mais bien souvent, c'est aussi à l'entourage du patient avec lequel le médecin généraliste est constamment obligé de travailler.

Le médecin hospitalier, quant à lui, travaille avec un malade, et non un patient, qui est extrait de son milieu social et familial. Celui-ci n'est plus dans l'obligation de se lever pour aller travailler chaque matin, car sa vie est arrêtée pour un temps. Le médecin généraliste, lui, travaille avec des gens qui vivent au quotidien. Parfois même, comme dans en milieu rural, le médecin vit d'une certaine façon avec ses patients : leur quotidien lui est connu, tout comme son quotidien est connu de ses patients.

Bien davantage donc que l'institution médicale, le lieu d'où je parle ici se trouve être celui de la consultation du médecin généraliste, et notamment du médecin en milieu rural.

On ne peut nier qu'une approche de ce type pour un médecin prend ses sources dans le doute, doute sur soi-même, doute sur la médecine dans sa globalité, doute sur la pensée clinique et médicale.

Le doute est loin d'être un élément négatif. Si pour certains il est inhibiteur , pour d'autres il permet de poser les questions. Il favorise aussi une mise à distance par rapport à ses attitudes et à son exercice. Pour ma part, il paraît indispensable que le doute plane constamment sur un exercice quel qu'il soit lorsque celui-ci concerne le corps de l'autre. A contrario, c'est de ses certitudes que meurt la médecine. C'est par ses certitudes qu'elle finit parfois par se discréditer aux yeux du public.

Quand je parle de l'identité, de mon identité, celle de l'auteur, c'est afin de noter à quel point il y a implication dans l'interprétation des diverses pratiques étudiées ici. En effet, il est très probable que les trois pratiques médicales présentées ici auraient été traitées bien différemment par une autre personne que moi-même. Peut-être même que ces trois pratiques n'auraient pas été choisies comme objet d'étude.

Ici se joue, bien entendu, l'identité de l'ethnologue : identité de médecin et identité de femme. Ici se joue l'histoire personnelle du chercheur. Cela n'est pas particulier à l'approche anthropologique. Le même phénomène se produit dans l'exercice de la pratique médicale.

C'est d'ailleurs bien la personnalité du médecin qui le fait exercer de telle ou telle façon, et qui, à partir de là, définit un type de clientèle qui lui est spécifique. Le patient ne consulte pas n'importe quel médecin, car, quel que soit le degré d'implication du médecin dans sa relation avec le patient, son histoire et sa personnalité ne peuvent le quitter totalement dans son exercice professionnel.

Qu'en est-il de l'identité de médecin ?

Celle-ci est-elle un avantage ou un inconvénient pour ce type de travail ?

En d'autres termes, est-il nécessaire d'être médecin pour pratiquer l'anthropologie médicale ?

Non, bien sûr. Il n'est bien entendu pas nécessaire que le chercheur connaisse son objet d'étude pour en faire une approche anthropologique.

Ici, c'est bien entendu la méthode d'approche qui devient pertinente et non l'objet lui-même, bien que ce dernier désigne par sa spécificité et son terrain de prédilection des problématiques appropriées.

Etre médecin peut pourtant présenter certains avantages. Cela permet d'une part de s'introduire plus facilement dans un milieu particulièrement fermé qui n'accepte pas l'intrus, c'est le cas des services, des dossiers et du bloc opératoire. Mais cela n'est pas primordial. Ce qui importe surtout, c'est de pouvoir fonctionner en observation participante et de faire une approche de sa propre pratique. Cela impose une réflexion sur soi-même et sur son exercice. L'implication est alors totale. On est observé et observateur.

Etre acteur dans la pratique médicale peut être un véritable inconvénient, et s'il existe des lacunes méthodologiques, l'interprétation des faits observés sera totalement parasitée. L'extériorisation par rapport à sa profession d'origine et aux représentations qui la dominent est donc impérative, sous peine d'un médico-centrisme entravant toute objectivité.

Il s'agit donc de se situer en même temps dans la pratique pour en retirer tous les bénéfices, et en dehors pour procéder à une meilleure objectivation.

Qu'en est-il de l'ethnologue lorsque son identité de médecin est dévoilée à l'individu observé ou interrogé ?

Le discours change du tout au tout. Mais là encore, est-il possible d'exploiter ce phénomène et d'objectiver par là des éléments propres à la relation médicale et à la relation thérapeutique ?

C'est à ce niveau qu'il est le plus utile d'exploiter le phénomène de transfert et d'en prendre conscience. Là, il est encore plus facile qu'ailleurs de comprendre sa valeur de *stimuli* et de se comporter en conséquence, en devenant capable d'apprécier les réactions de transfert de l'observateur.

Tout comme le sexe de l'ethnologue, sur lequel je reviendrai, sa profession initiale, s'il en a une, doit être exploitée comme avantage à l'interprétation de certains faits suscités par cette même profession plus que comme un handicap : tout parasitage professionnel est à exploiter, tant à l'encontre du transfert qu'à celui du contre-transfert.

Si Freud a établi que le transfert est la donnée la plus fondamentale de la psychanalyse considérée comme méthode d'investigation, G. Devereux affirme quant à lui que "c'est le contre-transfert, plutôt que le transfert, qui constitue la donnée la plus cruciale de toute science du comportement, parce que l'information fournie par le transfert peut en générale être obtenue par d'autres moyens tandis que ce n'est pas le cas pour celle que livre le contre-transfert".

Qu'en est-il de l'identité de femme ?

Il est évident que l'interprétation qui va être proposée ici est largement dominée par une implication féminine.

Il ne semble pourtant pas pour autant que la réflexion proposée soit particulièrement polémique. Tout au moins, pointe-t-elle le doigt sur des aspects particuliers de la pratique qui ne sautent peut-être pas aux yeux de certains, des hommes peut-être, qui ne mettent pas en jeu le même type de sensibilité dans l'interprétation d'un même objet.

A ce niveau, l'arrivée des femmes en ethnologie me paraît importante pour l'avancée de la réflexion anthropologique qui reste dominée par des représentations essentiellement masculines, malgré toute l'objectivité que l'on peut accorder aux diverses interprétations, d'où qu'elles viennent.

Le sexe de l'ethnologue paraît important quant à l'interprétation des faits et à l'analyse des objets, particulièrement ceux qui vont être abordés ici.

Faut-il évoquer le phallocentrisme de la psychanalyse en comparaison avec celui que peut présenter l'anthropologie dans son interprétation des faits ?

Peut-on reprocher à l'ethnologue d'être une femme ?

Peut-on reprocher à l'ethnologue d'être un homme ?

La complémentarité de réflexion et d'interprétation paraît indispensable tant ces dernières peuvent parfois être tributaires du sexe du chercheur.

Ainsi, le sexe de l'ethnologue, s'il peut être parfois un handicap dans l'interprétation objective des faits - mais une interprétation peut-elle être objective ? - doit pouvoir devenir un avantage et s'insérer dans ce que l'on désigne à un autre niveau par la complémentarité d'approche. Cette complémentarité d'approche liée au sexe de l'individu agit de la même façon que l'interdisciplinarité qui paraît indispensable à toute objectivation scientifique. Cette objectivation est nécessaire à toutes les sciences du comportement, à toutes les sciences de l'homme qui sont toujours entravées par l'angoisse provoquée par le chevauchement du sujet d'étude et de l'observateur. (G. Devereux, 1981).

En effet, le spécialiste du comportement ne peut méconnaître l'interaction du sujet et de l'observateur, liée à la personnalité de l'un comme de l'autre, et où le sexe intervient pour une bonne part.

Ainsi, je cite à ce propos G. Devereux : "Toute méthodologie efficace en sciences du comportement doit traiter ces perturbations comme étant les données les plus significatives et les plus caractéristiques de la recherche dans cette science. Elle doit exploiter la subjectivité inhérente à toute observation en la considérant comme la voie royale vers une objectivité authentique plutôt que fictive. Cette objectivité doit être définie en fonction de ce qui est réellement possible, plutôt qu'en fonction de ce qui devrait être."

Mais aussi, "les sciences du comportement deviendront simples quand elles commenceront à traiter les réactions personnelles du savant à son matériau et à son oeuvre comme les données les plus fondamentales de toute science du comportement."

Toute approche de l'homme met en jeu ce type de remarques. Il faut rester constamment objectif sur cette sensibilité "sans laquelle aucune science réaliste du comportement n'est possible".

Le parasitage sexuel, qu'il soit masculin ou féminin, ne doit pas être nié. C'est une réalité que l'on doit savoir exploiter.

"Une science du comportement authentique existera quand ceux qui la pratiquent se rendront compte qu'une science réaliste de l'humanité ne peut être créée que par les hommes qui sont le plus conscients de leur propre humanité, précisément lorsqu'ils la mettent le plus totalement à l'oeuvre dans leur travail scientifique."

C'est bien aussi à ce niveau que se situe l'importance de l'implication du chercheur. C'est à ce même niveau que s'observe l'interaction entre observé et observateur inhérente à toute science du comportement.

C'est également dans le choix des objets que le chercheur dévoile son identité, ses questionnements et ses doutes. C'est aussi dans ce choix déterminé par ses propres préoccupations que le chercheur se dénonce et qu'il dénonce son sexe d'appartenance.

On ne choisit pas tel objet pour n'importe quelle raison. Le chercheur a toujours une bonne raison.

Pourquoi ces trois pratiques médicales ?

En réponse à ces questions je voudrais citer quelques anecdotes concernant directement l'exercice quotidien.

La première concerne la circoncision médicale, mais surtout les pratiques médicales axées sur le sexe du jeune garçon. Il s'agit ici de la consultation d'un nouveau-né pour une visite de routine imposée par la carnet de maternité. L'enfant se porte bien. Aucun problème apparent. Cela se passe au cours des premiers mois de mon exercice professionnel. L'examen pratiqué est donc plus méticuleux que jamais. Il est complet, sauf... "mais vous n'avez pas regardé son zizi !?"

En effet, jusqu'alors le problème du décalottage du gland m'échappait totalement. La remarque était pleine de reproches, comme si une énorme faute professionnelle venait d'être commise. Depuis, je décalotte systématiquement tous les petits garçons qui viennent en consultation post-natale, geste machinal, répétitif, empreint d'une ritualité évidente, cette dernière empêchant totalement le questionnement sur un geste qui semble tellement rassurer les parents.

Toute la journée de consultation est empreinte d'une ritualité concernant des gestes pratiqués de façon systématique. Ces gestes ont-il été pensés auparavant ? Je ne me souviens plus. Ont-ils toujours une raison d'être "scientifique" ? Celle-ci a été oubliée depuis longtemps, pour certains en tous cas.

Qu'en est-il donc de ces gestes systématiques sur le sexe de l'individu ? Et pourquoi des gestes justement sur le sexe?

La deuxième observation concerne encore le sexe de l'individu. Cette fois, c'est le sexe de la femme.

J'ai commencé à exercer en Centre d'Orthogénie. L'apprentissage de l'avortement n'est pas très difficile et ne demande pas une technicité extraordinaire. Comme pour toute pratique médicale répétitive, après l'apprentissage laborieux qui permet d'oublier totalement l'ampleur du geste pratiqué, la répétitivité du geste et la routine permettent, elles aussi, d'en oublier le sens. Et puis brutalement, on ne sait pourquoi, c'est le bilan horrible : "Combien cela fait-il d'enfants depuis le début ?" ; "une ville grande comme..." Il vaut mieux en arrêter là.

Si la demande d'I.V.G. a été longtemps revendiquée par les femmes, les avortements sont bel et bien pratiqués par les médecins. Que leur demande-t-on et quelle histoire ont-ils parfois à régler en faisant ce geste de façon répétitive, d'autant plus qu'ils n'y sont pas contraints ?

L'avortement, banalisé comme il l'a été, n'est pas une affaire simple pour la patiente, cela semble une banalité de l'écrire. Mais on oublie trop souvent que ce n'est pas non plus une affaire simple pour le médecin.

Quels sont donc les enjeux qui s'y jouent pour les uns comme pour les autres ?

Il m'est encore difficile maintenant de comprendre comment des médecins peuvent exercer en Centre d'Orthogénie pendant des années durant sans se poser la question du sens que possède pour eux ce geste qu'est l'avortement. Mais peut-être est-il nécessaire d'occulter cette question pour continuer un tel exercice ? Peut-être aussi ce type de pratique permet-il à certains la constitution d'un exutoire ? On peut se demander : exutoire de quoi ?

Ces questions renvoient à des remarques de patientes qui s'étonnent subitement de l'absence de gêne lors de l'examen gynécologique, alors que leur médecin (homme) déclenche systématiquement une douleur lors du toucher vaginal. Il est difficile de croire que cela soit uniquement lié au manque de connaissance des sensations du corps de la femme, plus facile d'accès pour une femme médecin.

Ces remarques ne sont pas faites pour accabler le médecin de sexe masculin. En effet, en deçà de généralisations intempestives dont je me garde bien, j'ai été amenée à rencontrer au cours de ce travail des femmes médecins, notamment des gynécologues, qui présentent des discours laissant présumer des comportements médicaux tout à fait similaires aux comportements médicaux masculins.

Ce qui m'amène à penser, contrairement aux sentiments que j'avais auparavant, que l'incursion des femmes en médecine ne change peut-être pas grand-chose aux attitudes et comportements médicaux, tout moins dans l'état actuel des choses, tant les femmes médecins mettent encore bien souvent en œuvre les mêmes représentations que leurs confrères masculins.

Outre le sentiment d'une agressivité inconsciente ou non, dirigée peut-être sur le sexe de la femme par les médecins, ces observations renvoient au côté parfois pervers de certains médecins.

Attention, je ne pense pas que les médecins soient des individus plus pervers que les autres, mais il est évident qu'ils ont largement les moyens d'exercer cette perversité, quel que soit leur sexe, bien entendu.

Dans le même registre, je voudrais signaler aussi une autre observation de pratique quotidienne.

Je me suis aperçue avec étonnement que les médecins hommes dont j'ai pu observer les faits et gestes, pratiquent l'examen gynécologique en se positionnant face à leur patiente, c'est-à-dire entre leurs jambes. Il m'a été tout à fait curieux de constater que je n'ai jamais eu l'idée de me positionner de la sorte. Je me tiens à côté de la patiente, du côté gauche puisque je suis gauchère.

Après cette étrange observation de nos méthodes d'examen réciproques, je me suis demandée, plongée dans le doute, si l'examen n'était peut-être pas plus facile de la façon dont je l'ai vu pratiquer. J'ai changé de méthode. L'expérience n'a pas été concluante. Je suis donc revenue à mes pratiques anciennes qui me satisfont pleinement.

Je reconnais que le geste pratiqué de la sorte me semble nettement moins agressif.

Cette remarque m'appartient et renvoie à une projection sur la propre personne du médecin que je suis. Elle montre bien comment la pratique quotidienne du médecin est constamment traversée par l'identité sexuelle de celui-ci. Il est probablement plus aisé pour les médecins hommes de pratiquer un geste que j'appellerai "phallique" par facilité de langage, et non par esprit critique.

Cette dernière remarque montre aussi à quel point le choix d'un objet est largement motivé par l'identité et la personnalité du chercheur, tout autant que par ses préoccupations personnelles, ainsi que sa problèmatique du corps.

La troisième observation concerne cette pratique qu'est l'épisiotomie.

Elle se situe en salle d'accouchement, au moment de l'expulsion de l'enfant. C'est le premier accouchement auquel je participe. Le médecin prend les ciseaux et pratique l'épisiotomie dans un petit crissement inoubliable.

Comment un être humain peut-il pratiquer sur le sexe de la femme un geste aussi agressif ? Et pourtant, une fois oubliée cette première impression, l'épisiotomie devient une routine pour chaque médecin.

Il semble que tout médecin devrait essayer de se souvenir, au-delà des habitudes, de ses premières sensations, ses premières impressions et répulsions qu'il a très vite contrôlées, même oubliées, et qui sont pourtant ces petits souvenirs qui permettent de comprendre ou de s'interpeller sur le sens du quotidien dans la pratique médicale. La répétitivité et le contexte parfois dramatique de certaines consultations, l'urgence de certaines situations permettent d'oublier trop souvent le pourquoi de tel ou tel geste, le sens de telle ou telle attitude.

Les trois pratiques qui vont être évoquées ici posent comme terrain essentiel la pratique de la médecine, bien qu'elles définissent une certaine diversité de terrain liée aux particularités de chacune d'entre elles.

La circoncision médicale possède comme terrain de prédilection la consultation du jeune garçon et le bloc opératoire où s'effectue le plus souvent ce type d'intervention.

L'I.V.G. se développe en Centre d'Orthogénie, lors de la consultation de demande d'I.V.G., mais aussi au bloc opératoire où sont effectuées les I.V.G.

L'épisiotomie relève exclusivement de la salle d'accouchement et de la maternité.

Le terrain est donc globalement constitué par le cabinet du médecin et le cadre de l'hôpital, service et bloc opératoire.

C'est donc bien la consultation médicale qui est essentiellement concernée ici. Elle définit comme champs d'analyse celui du patient, celui du médecin, mais aussi celui de la relation mettant constamment en scène le jeu des acteurs.

Au cours de cette approche, il sera proposé une lecture anthropologique de l'histoire des pratiques étudiées, mais aussi de l'histoire de la pratique et de la pensée médicale qui constitue le "champ d'émergence" des diverses pratiques. Cette étude fait donc appel à l'histoire de la médecine, mais aussi à l'histoire de la clinique tout autant qu'à l'historique des pratiques médicales concernées ici à travers la lecture et l'analyse des écrits.

La littérature évoquée est celle destinée au grand public, mais c'est aussi la littérature médicale.

J'ai fait appel à des ouvrages techniques, encyclopédiques ou guides pratiques, qui ont tenu lieu de cours lors de mes études de médecine, ainsi qu'à divers ouvrages qui tiennent lieu de référence dans l'exercice quotidien de ma profession.

Je fais couramment appel à la presse médicale, particulièrement abondante en France. Les médecins généralistes la reçoivent parfois sans même y être abonnés. Elle traite le plus souvent de la pratique courante, et met à la disposition des médecins les nouveautés médicales, médicamenteuses et diagnostiques. Elle traite régulièrement de maladies qui sont à cette occasion réactualisées. Il est aussi un autre type de littérature médicale auquel j'ai fait appel, c'est celle qui tend à se démarquer du système interprétatif biomédical, émanant le plus souvent de psychiatres et de psychanalystes, et intégrant pour une forte part la relation médecin-malade.

Les réflexions proposées sont largement issues de ma pratique quotidienne de généraliste, au cabinet ou au chevet du patient. J'ai réalisé des entretiens avec des patients directement concernés par ces pratiques. Certains ont eu lieu en milieu hospitalier, ou bien encore dans le cadre de consultations spécialisées pour lesquelles je faisais fonction d'ethnologue et non de médecin. Ces entretiens se sont déroulés dans la région lyonnaise, en milieu urbain, mais aussi en milieu rural dans le département de la Haute-Savoie.

Un sérieux parasitage a été provoqué parfois par mon identité de médecin. Les matériaux proposés par les patients sont différents s'il a affaire à son médecin, à un autre médecin, ou bien à un ethnologue.

Le public essaye bien souvent de faire plaisir à celui avec qui il s'entretient, surtout si c'est son médecin. A l'inverse, la connaissance du patient de longue date donne aussi certains avantages sur le plan de la mise en confiance réciproque et sur la véracité du discours. Il a fallu parfois laisser cette identité médicale de côté pour travailler de façon plus neutre. C'est pour cette raison que bon nombre d'entretiens, s'ils ont été réalisés en milieu médical, n'ont pas fait mention de l'identité de l'enquêteur.

Les modalités des divers entretiens, sources de ce travail, ont été déterminées le plus souvent par le terrain, délimité lui-même par la pratique étudiée. On constate aisément que l'objet est, de façon constante, celui qui fixe la façon de travailler, le terrain et la méthode de travail, voire le type de problématique. Les discours analysés et les observations rapportées qui ne sont pas référenciées concernent ma pratique de terrain qui vient d'être exposée.

Les patients directement concernés par les pratiques ne sont pas les seuls individus de notre société à proposer des matériaux intéressants. Il n'est pas besoin de subir une posthectomie ou une épisiotomie pour être concerné par ces gestes et présenter un certain nombre de représentations à leur encontre. Tout individu possède ses propres représentations en matière de corps et de maladie, qui sont à l'origine de l'échafaudage des diverses pratiques médicales qui jalonnent l'exercice biomédical, et c'est bien là que se situe l'essentiel du travail : décrypter ce qui dans les représentations génère tel ou tel type de gestes et d'attitudes.

Les entretiens ont aussi concerné l'entourage plus ou moins proche, en dehors du contexte médical.

Toutes les fois que cela a été possible, je me suis efforcée à une certaine neutralité médicale. Là encore, mon identité professionnelle initiale de médecin, parfois dévoilée, m'a été fort utile dans le déclenchement de réactions débordantes et dirigées contre la pratique médicale pour certains interviewés.

L'agressivité et la critique d'une telle pratique aussi généralement et socialement reconnue n'est pas sans être d'un apport intéressant pour son analyse.

Les entretiens ont touché aussi les médecins généralistes et spécialistes : chirurgiens, gynécologues, obstétriciens, pédiatres, etc. Les entretiens ont tous eu lieu dans le cadre de travail de ces médecins. Ils ont porté sur leur pratique et leurs habitudes professionnelles.

Il s'est avéré qu'il n'était pas toujours très utile de dévoiler mon identité professionnelle de médecin, tant elle mettait la relation et l'entretien sous un tout autre plan que celui nécessaire pour cette étude : discours en termes et représentations biomédicaux exclusivement, tendance didactique des spécialistes, etc. Les médecins, s'ils sont de façon générale très tendus lorsqu'on les met dans une situation inverse de celle qu'ils ont l'habitude de vivre avec leurs patients (ils n'ont pas l'habitude d'être interrogés), proposent des matériaux et un imaginaire généralement très intéressants.

Bien qu'ils soient particulièrement méfiants à l'idée de s'entretenir avec un ethnologue, ils n'hésitent pas à donner des éléments permettant de savoir comment ils se situent dans la société, par rapport aux malades, ainsi que par rapport à leur formation hospitalo-universitaire.

Tous les entretiens à partir desquels est issue la réflexion ont été menés volontairement de façon non directive ou semi-directive. Ils ont été uniques pour certains informateurs. Parfois, ils ont été renouvelés à plusieurs semaines d'intervalle pour une même personne.

Pour ce travail j'ai exploité deux questionnaires concernant pour l'un la circoncision et pour le second l'épisiotomie.

Ces deux enquêtes ont été pratiquées dans le cadre de la préparation de ma thèse d'anthropologie médicale soutenue à Lyon en 1991.

Ces questionnaires ont été diffusés dans l'entourage proche et lointain. Autant dire qu'ils sont loin d'avoir touché un échantillon représentatif de la population française. C'est en toute connaissance de leurs limites respectives qu'ils ont été analysés.

Outre les limites propres à ce type de méthode et celles propres à la façon dont elle a été opérée ici, la diffusion des questionnaires a permis de déclencher des débats et entretiens fort intéressants dans les micro-groupes où ils ont été distribués.

- 160 questionnaires ont été diffusés à propos de la circoncision médicale visant à connaître les représentations de cette pratique dans la population touchée par la diffusion.

- 100 questionnaires visant les mêmes données ont été diffusés pour l'épisiotomie.

Ils ont, pour les deux enquêtes, touché une proportion équivalente d'hommes et de femmes.

Il est bien évident que les réflexions évoquées au cours de cet ouvrage, sont issues d'une source d'informations beaucoup plus participante qui est le regard sur mon exercice quotidien, avec ses mécanismes, ses automatismes et ses habitudes, approche qui m'a largement été facilitée par l'expérience balintienne. Mes activités hospitalières m'ont permis de m'introduire plus facilement dans le monde des consultations et celui des services de médecine, de chirurgie, mais aussi dans le monde combien hermétique du bloc opératoire.

Mes activités de médecin en Centre d'Orthogénie, ainsi que des interventions comme observateur au cours de nombreux "entretiens sociaux" m'ont permis d'élaborer les diverses réflexions proposées à propos de l'I.V.G., notamment le conceptualisation de l'I.V.G. comme grossesse initiatique.

Pour ce qui concerne l'approche de la circoncision médicale, ma réflexion a été complétée par l'interprétation d'un travail personnel consistant en l'analyse des dossiers de tous les gestes chirurgicaux pratiqués depuis l'ouverture d'un service d'urologie où sont pratiquées les "posthectomies". Ce travail a tenté de mettre en équation l'âge des patients et le type d'intervention proposé. Il a concerné la fréquentation de ce service d'urologie pour pathologie de la verge.

Les emprunts à la littératures sont chaque fois référenciés. Les réflexions, remarques et observations qui ne font pas l'objet d'une référence m'appartiennent en propre, n'engageant que moi-même.

Avant d'aborder cette réflexion proprement dite, j'aimerais insister sur l'importance de l'identité de médecin dans ce qu'elle a à voire avec la mort, et surtout avec le mort en tant qu'individu. C'est ce qui fait du médecin, à mon avis, un individu à l'identité particulière qui lui permet d'être ce qu'il est dans notre société. Et c'est ce qui lui permet d'exercer les pratiques abordées ici.

Bien que je revienne plus tard sur l'initiation du médecin, j'aimerais évoquer à ce propos la séance de dissection qui me paraît essentielle tant elle renvoie à un savoir particulier du médecin qui va bien au-delà du savoir scientifique, tant elle renvoie à une véritable initiation à la mort.

Dans le présent propos, il s'agit bel et bien de l'initiation.

Je me souviens très bien de cette séance. Tout le monde l'attendait avec impatience mais non sans une certaine inquiétude. Contrairement à l'habitude, lors des travaux pratiques, le calme s'était fait avant de rentrer dans la salle : il avait été beaucoup plus amusant de stimuler les réflexes d'un chien et d'arracher le cœur à ces pauvres grenouilles pour le voir continuer de battre. Nous avons tous découvert pour la première fois l'intérieur d'un corps, un cœur, des reins. Les veines et les artères, habituellement dessinées au feutre bleu et rouge, les nerfs tracés au feutre jaune n'avaient plus la même valeur. Les coupes anatomiques apprises par cœur ne ressemblaient plus à rien. Elles étaient loin des jolis croquis colorés que nous connaissions.

Cette première séance de dissection n'était pas seulement une intrusion dans le corps, c'était aussi un contact avec un mort. Celui-ci était un jeune homme que l'on avait trouvé quelques jours auparavant, tué d'un coup de carabine dans la bouche.

C'est là un fait très angoissant. Pour beaucoup, c'était le premier contact avec la mort.

Plus tard, par habitude ou par défense, le médecin oublie ce qu'il y a de dramatique à contempler et à toucher un mort, même si l'odeur et la froideur du corps restent toujours une sensation étrange.

La valeur initiatique indéniable de la séance de dissection prend toute sa force dans ce passage du "Marin rejeté par la mer" de Y. Mishima où une bande d'enfants procéde dans un but d'épreuve pour l'un d'entre eux, au sacrifice d'un chat.

Au bout d'une heure de chasse ils découvrirent un petit chat perdu qui miaulait faiblement, un gentil petit chat aux yeux mordorés, assez petit pour tenir dans la paume de Noboru...

Noboru sentit les battements du cœur du chat contre sa poitrine nue et mouillée... C'était un test pour Noboru aussi froid que le pôle Nord... Noboru saisit par la tête et le leva... Le chef prétendait que de tels actes étaient nécessaires pour combler les grands vides du monde. Il disait que rien d'autre ne pouvait y parvenir... Par là ils se rendraient maîtres de l'existence.

Résolu, Noboru brandit le chaton au-dessus de sa tête et le jeta avec force contre la pièce de bois. La petite chose douce et tiède qui était entre ses doigts vola dans l'air à toute vitesse... Ce que Noboru releva entre ses doigts n'était plus un chat. Une force splendide avait surgi en lui jusqu'au bout de ses doigts... il se sentait un géant.

Noboru regarda le corps tombé dans le petit trou de la mort. Il sentit... que la douceur terrifiante dont il avait courageusement fait preuve était une douceur qui pouvait être prise pour de la bonté.

Cette volonté de faire mourir le petit chat possède deux dimensions. Celle de renforcer l'image du jeune garçon, lui-même se sent devenir fort : il a été capable de tuer.

C'est bien là une initiation qui prend toute sa dimension spirituelle quand on sait qu'elle s'intègre à un processus englobant le monde, dans une volonté de domination du groupe des enfants sur l'existence.

Mais le processus initiatique que cette scène met en œuvre ne s'arrête pas là. Il propose une véritable scène de dissection au même titre que celle proposée aux étudiants en médecine. Voici cet étrange récit :

Le chef avait enfilé à un certain moment une paire de gants de caoutchouc. Il se pencha sur le cadavre du chat, ayant en main des ciseaux étincelants. Des ciseaux dont l'éclat froid brillait dans la pénombre froide et intellectuelle. Norobu ne pouvait imaginer pour le chef une arme plus appropriée. Saisissant d'une main le petit chat par le cou, le chef perça la peau de la poitrine avec la pointe des ciseaux et ouvrit une longue entaille jusqu'à la gorge. Puis il écarta la peau sur les côtés avec les deux mains et l'intérieur apparut luisant comme la chair blanche d'une pousse de bambou dont on aurait enlevé la pelure. Son cou dépouillé posé gracieusement par terre semblait porter un masque de chat.

Le chat n'était qu'un extérieur, la vie avait simplement emprunté l'apparence d'un chat. L'intérieur... Sous la surface se trouvait un intérieur glissant sans expression, une existence intérieure placide, un blanc luisant en parfaite harmonie avec Noboru et les autres, et ils pouvaient sentir leurs propres intérieurs compliqués, d'un miroir d'encre, s'en rapprocher et le découvrir de leur ombre, comme des bateaux se déplacent dans l'eau.

C'est vraiment à ce moment que les garçons et le chat, ou plutôt ce qui avait été le chat, ne firent plus qu'un... "Qu'est ce que vous en pensez ? est-ce qu'il n'est pas trop nu ? C'en est indécent d'être aussi nu..."

Le sang ne coulait presque plus du chat. Le chef coupa avec ses ciseaux une membrane mince et découvrit un gros foie d'un rouge noirâtre. Puis il enleva les petits intestins...

Tout en observant tous ces détails avec une scrupuleuse attention, Noboru laissait son esprit errer en rêve. Les pupilles mortes du chat étaient violettes, tachées de blanc. Sa gueule ouverte était remplie de sang coagulé; sa langue repliée était visible entre les canines. Quand les ciseaux jaunes de graisse...

"Que se passe-t-il ici en vérité ?" Noboru avait supporté l'épreuve de bout en bout. Maintenant son esprit à demi enveloppé dans un rêve revoyait les viscères chauds éparpillés et les paquets de sang accumulés dans le ventre vidé et trouvait l'extase de la grande âme mélancolique du chat mort plénitude et perfection. Le foie, flasque à côté du cadavre, devenait une douce péninsule, le cœur exprimé un petit soleil, les intestins enroulés un récif blanc, le sang dans le ventre des eaux tièdes d'une mer tropicale. La mort avait transformé le petit chat en un monde parfait autonome.

"C'est moi qui ai tué!" Une main lointaine atteignit Noboru dans son rêve et lui délivra un certificat de mérite : "Je peux tout faire, aussi épouvantable que ce soit."

Le chef enleva ses gants de caoutchouc qui crissaient et posa une superbe main blanche sur l'épaule de Norobu.

"Tu as bien travaillé. Je crois que tu peux dire que ceci fait de toi un homme véritable. Quoiqu'il en soit, de voir ce sang doit te donner la sensation d'être brave."

Cette séance de dissection, - outre cette situation étrange qui la fait basculer du côté du pervers et on peut le penser du côté de la pathologie- évoque sans conteste la formation de l'étudiant en médecine à l'approche du corps et de la mort, épreuve douloureuse et pénible mais dont il sort valorisé et gratifié.

Dans ce roman, la dissection du chat donne accès à une identité d'adulte, mais aussi, à l'image d'un homme fort, justement parce qu'il est capable de faire le mal. Elle est liée à une nécessité de domination sur le corps mais aussi sur l'existence. C'est bien le cas du médecin qui, par maîtrise de la maladie sur le corps peut éviter la mort de l'individu. C'est de là qu'il tient ses capacités de domination sur l'existence, et ainsi son pouvoir dans notre société.

Mais encore, cette séance de dissection, celle de Noboru tout autant que celle de l'étudiant, est liée à l'exercice d'un certain pouvoir conféré par cette connaissance particulière, dont l'objet a été si longtemps interdit dans notre société.

"Je peux tout faire, aussi épouvantable que ce soit".

N'est-on pas ici dans le registre du médecin qui doit être capable de "tout faire", de l'I.V.G. à l'épisiotomie, de l'épisiotomie à la circoncision médicale ; ces gestes qui d'une certaine manière portent atteinte à l'intégrité du corps, à l'intégrité de l'individu, "aussi épouvantable que ce soit" ?

En ce sens, je crois qu'il faut constamment garder à l'idée que le médecin est un être particulier, bien différent des autres individus par une connaissance étrange qui est celle du cadavre ; connaissance qui est de la pure folie lorsqu'elle devient le fait d'un autre que lui.

1. PRATIQUES DU CORPS, PRATIQUES SOCIALES

1.1. INTRODUCTION

> "*Ce qui compte dans les choses dites par les hommes, ce n'est pas tellement ce qu'ils auraient pensé en-deçà ou au-delà d'elles, mais ce qui, d'entrée de jeu, les systématise, les rendant pour le reste du temps indéfiniment accessibles à de nouveaux discours et ouverts à la tâche de les transformer*".
>
> Michel Foucault (1983)

Cet ouvrage propose une approche anthropologique de trois pratiques médicales largement répandues dans la société française contemporaine :

- La circoncision médicale, encore appelée posthectomie.
- L'Interruption Volontaire de Grossesse, plus couramment appelée I.V.G..
- L'épisiotomie lors de l'accouchement.

Il est bien évident qu'une réflexion sur les fonctions rituelles initiatiques de ces pratiques médicales engage forcément une autre réflexion, celle qui concerne l'exercice de la médecine dans notre société. De fait, cette approche s'inscrit directement dans la problématique de la pratique médicale dont il devient nécessaire de découvrir le sens.

En effet, l'interprétation biomédicale constamment mise en œuvre dans notre société ne paraît pas toujours satisfaisante. Certaines pratiques, telles celles qui vont être abordées ici, font vraisemblablement appel à d'autres systèmes explicatifs tout aussi pertinents, mais qui échappent à la conscience. Il semble bien d'ailleurs que la pensée médicale contemporaine tende à aller dans ce sens. Il suffit de voir l'ampleur que prend la psychologie médicale qui tend à intégrer le point de vue du malade dans la relation et la réflexion.

Il ne faut pas, non plus, oublier l'intérêt récent pour la psychosomatique dont certaines réussites montrent à quel point la médecine dépasse les frontières de la biomédecine.

Plus encore, la médecine n'est pas seulement une relation entre deux individus, mais elle est avant tout une pratique sociale. Cette donnée est essentielle à sa compréhension et à son interprétation étiologique.

C'est le système médical qui est privilégié ici parce qu'il est largement reconnu socialement. Il n'en reste pas moins vrai qu'il est considéré comme une forme, parmi tant d'autres, de pensées et de pratiques ayant pour objet le corps.

Cette approche de ce système se veut essentiellement anthropologique. Elle s'attache au savoir et à la connaissance du corps et de la maladie. Elle s'attache à leur place respective dans l'exercice de la médecine et dans la relation médicale qui se situent, bien entendu, dans le champ social.

D'une façon plus générale, la pratique médicale occidentale intervient dans un consensus plus global de santé publique. C'est aussi dans cette perspective qu'elle est abordée. Elle répond à des modèles représentatifs nombreux. Le système biomédical n'y possède pas l'exclusivité.

> *Chaque individu ne retient qu'un petit nombre de solutions parmi celles qui sont possibles sur le plan de la production des symptômes.*
>
> R. Benedict

C'est ainsi que, dans chaque culture, on privilégie à un moment donné un certain nombre de représentations au détriment d'autres qui ne disparaissent pas pour autant. Ce sont ces représentations repoussées par l'idéologie biomédicale dominante qui vont être décryptées ici.

Il existe toujours au sein même d'une culture, et la nôtre n'en est pas exclue, une très grande variabilité d'interprétations et de représentations de la maladie et du corps.

Certaines pratiques sont des réponses directes à des représentations qui ne constituent pas celles couramment énoncées. On aurait d'ailleurs tort de croire que la médecine contemporaine a pris la place d'un autre médecine ; elle n'a fait que trouver un espace propice à son éclosion. Par ailleurs, les modèles qu'elle propose subissent constamment des réinterprétations qui facilitent son développement. C'est aussi à ces réinterprétations que le praticien est confronté. Celles-ci ne sont pas, comme on pourrait le penser, le seul fait des patients, mais aussi celui des praticiens qui font appel à plusieurs systèmes explicatifs de la maladie et du corps, même si leur savoir est généralement dominé par l'interprétation biomédicale. Car il est bien entendu que, derrière des apparences d'assurance et de certitude, le médecin n'a pas toujours résolu sa propre problématique du corps et de la maladie.

Aucune pratique médicale n'est censée échapper à cette multiplicité des systèmes interprétatifs. Celles qui sont présentées ici tentent, comme objets et outils d'analyse, de mettre à jour certains de ces systèmes interprétatifs. "Certains" seulement, car il serait prétentieux de croire que tous les modèles soient ciblés par cette analyse.

Un autre élément paraît capital : c'est le principe selon lequel la médecine occidentale n'échappe pas aux besoins profonds de toute société causés par la problématique d'un corps dont nous contournons bien souvent les raisons. La médecine est là pour répondre à la problématique de l'individu dans sa société. Elle n'est pas seulement là pour répondre à la problématique d'un corps malade ou de l'individu malade. La médecine contemporaine traite des malades, mais aussi des corps et des individus. C'est dire que la médecine n'est pas une médecine de la maladie et de la mort, mais une médecine de l'individu. Le rôle du praticien n'est donc pas uniquement celui de thérapeute. Il s'intègre dans l'élargissement actuel du cadre conceptuel de la médecine qui s'attache de plus en plus à la santé publique, étendant son cadre de l'individu au collectif. L'émergence de ce concept désigne bien la place libre pour d'autres systèmes interprétatifs. Il est d'ailleurs étrange de noter à quel point la médecine occidentale s'attache de plus en plus à une santé collective, introduisant une image plus globalisante du corps. L'individu vient ainsi s'insérer, beaucoup plus qu'on ne le croit, à la communauté et à la collectivité.

Ici, le cadre épistémologique est celui de la pratique médicale au sens large, celle-ci devenant alors un moyen d'étude de la société, partant du concept clef selon lequel le corps, le sexe et la maladie possèdent une dimension sociale indéniable. Dans cette logique, la pratique médicale devient une véritable pratique sociale. C'est donc dans ce cadre que les trois pratiques sont abordées.

Par ailleurs, ce travail s'inscrit dans une perspective volontairement transculturelle. Il désire y situer la pratique médicale dans un vaste réseau constitué des multiples pratiques corporelles proposées par notre société et par l'ensemble des sociétés humaines. L'essentiel du cadre conceptuel de cette réflexion est donc imposé par l'Universalité de la Culture humaine.

Il se donne aussi des objectifs volontairement métaculturels. La démarche consiste à envisager les problèmes en termes de Culture, et non en termes de cultures[1].

Il vise à mettre en évidence les objets et les desseins communs, les fonctions communes des multiples éléments, des matériaux disparates proposés par les pratiques étudiées, produites par la société. Il essaye de mettre en évidence les invariants qui dominent les pratiques du corps dans toutes les sociétés car il est vrai qu'ils parcourent l'histoire de l'humanité entière.

1.2. TROIS GESTES MEDICAUX

La définition biomédicale des pratiques présentées ici paraît essentielle dans la mesure où c'est comme telle que chaque pratique est définie par la littérature et la pensée médicales qui la génèrent pour une certaine part: Elle permet, par ailleurs, de situer quel type d'acte représente chaque geste sur le plan anatomique.

---

1. G. Devereux, 1972, 1974, 1980.

Si le système interprétatif médical est tout à fait original et renvoie sans aucun doute à un mode de pensée qui nous est particulier avec l'interprétation biomédicale du corps et de l'individu qui le domine, ce n'est pas le propos pour le moment. Il s'agit de montrer de quel type de pratique il s'agit.

1.2.1. LA CIRCONCISION MEDICALE

La définition de la CIRCONCISION MEDICALE donnée par le dictionnaire des termes techniques de médecine est la suivante : (circum, autour ; caedere, couper). Syn. péritomie, posthectomie, posthéotomie. Excision du prépuce en totalité ou en partie.

Aux termes de "péritomie" et de "posthectomie" on retrouve celui de circoncision.

La circoncision englobe donc, dans la pensée médicale, la circoncision dite médicale dans le même terme que celui qui s'adresse généralement à la circoncision religieuse ou rituelle.

Les procédés utilisés sont multiples. Quelques-uns emploient un instrument tranchant sans dilatation préalable de l'orifice préputial, ce qui permet un accolement rapide des berges cutanéomuqueuses du prépuce sectionné. D'autres procédés adjoignent une dilatation préalable de l'orifice, certains comportent une incision dorsale du fourreau muqueux préputial et excision des lambeaux adjacents. Parfois on observe une incision latérale du pôle inférieur de la collerette muqueuse. Enfin, il faut signaler la circoncision pratiquée au moyen d'un écraseur linéaire.

La technique actuelle la plus courante se fait en milieu chirurgical sous anesthésie générale avec les précautions d'aseptie d'usage. Elle aboutit presque toujours à un gland découvert comme la circoncision rituelle.

Elle se distingue de la posthectomie dont le but est uniquement l'exérèse de la muqueuse préputiale, avec reconstitution du prépuce.

Elle n'est possible que si le prépuce est long :

Le prépuce est mis sous tension par traction à l'aide de deux pinces; une pince Kocher est alors placée sur le prépuce au ras de l'extrémité du gland et la portion supérieure située au-delà de la pince est sectionnée. La pince retirée, la peau élastique du prépuce se rétracte.

Il existe d'autres procédés de circoncision qui rendent compte de l'imagination des médecins à propos de ce geste qui a largement stimulé l'esprit inventif des chirurgiens.

Il est indéniable que l'élaboration des procédés, ainsi que leurs formes, et surtout leur développement important pour cet acte, intervient largement dans le type d'analyse proposé.

Les matériaux ainsi constitués sont essentiellement dictés par les représentations médicales - mais aussi populaires - dont ils sont les révélateurs. Face à ce déploiement de procédés, il faut signaler la pauvreté des indications thérapeutiques de posthectomie qui se limitent bien souvent au seul phimosis. Celui-ci est un simple rétrécissement de la membrane préputiale qui empêche le décalottage du gland, provoquant selon l'hygiène, l'accumulation de sécrétions responsables parfois de surinfections.

A minima, le médecin pratique la libération des adhérences en libérant le gland du prépuce par un décalottage forcé, geste particulièrement fréquent.

1.2.2 . L'I.V.G.

L'INTERUPTION VOLONTAIRE DE GROSSESSE est pratiquée par le médecin à la demande d'une patiente. Elle se distingue de l'avortement spontané et de l'avortement clandestin. Ce dernier n'est pas reconnu par la loi. C'est donc aussi la reconnaissance sociale de l'I.V.G. qui motive l'approche anthropologique de ce geste.

La loi du 15 janvier 1975 autorise en France, l'Interruption Volontaire de Grossesse jusqu'à douze semaines d'aménorrhée[1]. Cette loi, d'abord provisoire, a été rendue définitive par la loi du 31 décembre 1979. Il faut savoir que l'I.V.G. doit être effectuée par un médecin, en

1. Aménorrhée = Absence de règles

service hospitalier ou en clinique privée, mais en aucun cas dans un cabinet de médecin.

Il existe plusieurs méthodes :

La plus répandue est celle de Karmann considérée comme une méthode ambulatoire. Celle-ci, pratiquée avec ou sans anesthésie, parfois avec anesthésie du col, utilise une sonde (sonde de Karmann). Un mouvement tournant décolle le placenta et une ou plusieurs aspirations permettent d'évacuer l'utérus. Parfois, il est nécessaire de pratiquer une dilatation préalable du col avant d'introduire la sonde d'aspiration.

La durée de cet acte varie entre 5 et 15 minutes. Cette technique, vu le faible diamètre de la sonde, n'est applicable qu'aux grossesses de moins de huit semaines d'aménorrhée.

Les risques restent mineurs : syncope lors de la dilatation du col, hémorragie, rétention placentaire, avec son corollaire, l'infection. Si ce geste n'est pas accompagné d'une anesthésie générale, la patiente reste hospitalisée une demi-journée.

D'autres méthodes, comme celles des vacuums apsirateurs, mettent en jeux un matériel spécialisé, puisque la dépression nécessaire doit être facilement le double de la pression habituellement utilisée par un aspirateur chirurgical. Cette technique s'applique aux grossesses de six à huit semaines. Elle pose le problème de la dilatation préalable du col.

La pratique du "R.U.", développée récemment en France, permet de pratiquer une interruption de grossesse médicamenteuse dans un délai très court ne dépassant pas six semaines d'aménorrhée. Il existe aussi des avortements à délai légal dépassé. Certaines cliniques les pratiquent de façon semi-clandestines jusqu'à un certain âge fœtal défini à l'échographie par le diamètre bipariétal[1].

D'autres institutions ne rechignent pas devant des interruptions de grossesses très avancées comme certaines en Angleterre où les voyages existent donc encore et toujours.

Ces dernières pratiques ne sont pas abordées ici car elles perdent nettement de leur intérêt pour cette approche qui s'attache essentiellement à des gestes de médecine courante, légiférés et socialement reconnus. Elles n'en sont pas moins intéressantes pour l'interprétation des pratiques étudiées ici.

---

1. Diamètre bipariétal = Volume de la tête

1.2.3. L'EPISIOTOMIE

L'EPISIOTOMIE est particulièrement répandue chez la femme qui accouche pour la première fois (primipare). Elle est devenue quasiment systématique dans les maternités. C'est cette systématisation qui la rend particulièrement intéressante.

Son but est d'éviter les lésions qui touchent le périnée, la vulve et le vagin lors de l'accouchement qui provoque parfois une dilatation excessive de toute cette région anatomique. Il est aussi d'accélérer l'expulsion du nouveau-né. L'épisiotomie réduit les tensions au niveau de l'orifice vulvaire afin d'éviter les déchirures et de faciliter l'expulsion. Elle est censée agrandir la circonférence de l'ellipse vulvaire d'une longueur deux fois égale à l'épisiotomie et ce dans une zone d'élasticité maximale.

A plus long terme, l'épisiotomie devrait prévenir le prolapsus[1], l'incontinence urinaire d'effort, l'incontinence sphinctérienne et l'altération des paramètres de la continence dans le post-partum (ceux-ci font entrer en compte des données métriques de pression de clôture de l'urètre et de transmission des pressions, éléments importants qui permettent à l'individu de retenir ses urines).

Il semblerait, d'après la littérature médicale, que ce soit bien souvent le premier accouchement qui est à l'origine des dégâts les plus importants en ce qui concerne les paramètres de la continence. Certaines études montrent une altération plus importante de la transmission de la zone sphinctérienne chez les patientes qui n'ont pas eu d'épisiotomie.

Par contre, sa valeur préventive sur les prolapsus ou les incontinences urinaires est un peu plus controversée car, outre le manque de données, il existe une grande part de subjectivité à l'appréciation clinique d'un prolapsus. Il ne faut pas oublier, cependant, que dans la genèse du prolapsus et de l'incontinence urinaire, cœxistent d'autres facteurs congénitaux, tissulaires prédisposants qui interfèrent avec les antécédents obstétricaux et rendent de ce fait toute conclusion définitive illusoire.

---

1. Prolapsus = Descente d'organe

Il existe plusieurs techniques d'épisiotomie en fonction du point de départ et de la direction de l'incision :

- l'épisiotomie médiane est la moins hémorragique et la plus facile à réparer, elle permet une reprise rapide des rapports sexuels mais elle présente l'inconvénient de "filer" facilement vers l'anus ;
- les épisiotomies latérales qui présentent plus d'inconvénients que d'avantages ;
- l'épisiotomie médio-latérale semble la moins traumatique et la plus intéressante. Elle doit être faite au bon moment de l'expulsion quand le périnée antérieur commence à se distendre, et lorsque les grandes lèvres s'ouvrent et laissent entrevoir le sommet de la tête du nouveau-né. L'index et l'auriculaire sont introduits entre la "présentation" et le périnée afin de mettre ce dernier en tension. Un premier coup de ciseaux sectionne franchement la peau et la paroi vaginale, ainsi que les muscles les plus superficiels. Puis les doigts vont accrocher les fibres les plus profondes du faisceau pubo-rectal qui sont sectionnées à leur tour. Ceci est une épisiotomie en deux temps, la plus connue. Elle protège le sphincter de l'anus si elle est correctement effectuée. Par contre, elle est plus difficile à réparer et les douleurs post-partum sont plus importantes.

1.3. PRATIQUES DU CORPS ET PRATIQUES SOCIALES

Ces trois pratiques touchent directement les organes sexuels et la sexualité de l'individu. C'est problablement à ce niveau que l'on est le plus plongé dans un monde de représentations qui échappent bien souvent aux acteurs.

L'espace local particulièrement sexualisé de ces pratiques renvoie directement à l'investissement libidinal des zones corporelles concernées qui donne une grande partie de leur sens à ces gestes. Ceux-ci nous plongent donc directement dans la problématique sexuelle, mais aussi dans la projection de l'homme vers le futur à travers la procréation. L'espace local en définit un des espaces causals essentiels.

Dans la perspective métaculturelle, ces pratiques renvoient directement à certains invariants culturels propres à notre culture, mais aussi à la Culture humaine dans son Universalité. La médecine est donc aussi cela : un mode d'expression particulier à notre aire culturelle pour exprimer notre problématique du corps.

Dans ce contexte de réflexion, il paraît assez banal de faire remarquer que les autres pratiques, celles des médecines traditionnelles qui sont multiples et variées, parfois très différentes les unes des autres, ne sont pas en opposition mais répondent à une même problématique par des chemins qui ne sont pas toujours très différents.

Ainsi l'opposition qui est souvent faite entre médecine moderne et médecines traditionnelles est complètement dépassée. Elle oublie que ces pratiques sont des réponses différentes à de mêmes questions et qu'elles répondent le plus souvent à des modèles explicatifs variés d'un même fait corporel ou social.

Ces systèmes interprétatifs de la maladie et du corps ne sont jamais en contradiction. Ils cohabitent le plus souvent chez une même personne, et dans une même société.

Les pratiques étudiées constituent un éclairage de plus, tant elles associent plusieurs systèmes interprétatifs et explicatifs d'un même fait corporel, tant elles sont l'expression même de différents schèmes et modèles qui traversent la pensée médicale contemporaine.

Les éléments qui rendent cet état de fait possible et qui en même temps lui sont indispensables, sont de deux ordres.

D'une part, même si les soignants sont des individus particuliers dans la mesure où ils travaillent avec le corps des autres ou leurs représentations, ils possèdent eux aussi leur propre questionnement. Celui-ci est semblable à celui de leurs patients, qui répond également à plusieurs systèmes interprétatifs dont ils n'ont d'ailleurs pas conscience tant leur pensée est canalisée par le dogmatisme médical dont ils sont censés faire preuve, tant les modèles auxquels ils font appel sont parasités par leur formation professionnelle qui se veut indemne de toute intervention de l'imaginaire.

D'autre part, il est évident que la médecine ne peut être efficace que si elle répond aux modèles proposés par la culture où elle prend forme. Elle doit donc répondre à l'ensemble des systèmes interprétatifs de la maladie sous peine de devenir totalement inefficace en engageant une rupture symbolique telle qu'elle n'aurait plus aucune raison d'exister.

La médecine répond donc à différents systèmes et modèles qu'elle réinterprète avec une logique et un langage qui lui sont propres.

Quelques-uns de ces systèmes renvoient directement à une forme d'initiation qui font de certaines pratiques médicales des rites à part entière. Celles-ci tiennent leur fonction initiatique de la consultation médicale qui tourne autour de la problématique du corps, mais aussi de leur localisation corporelle fortement investie sur le plan sexuel. L'objet de ce type de rite initiatique serait le corps mais aussi le sexe de l'individu, tout comme dans les sociétés traditionnelles où l'initiation passe avant tout par le sexe de l'individu.

Il est donc probable que nous soyons parfois confrontés à un modèle explicatif secondaire à certaines pratiques sur le corps dont le but essentiel est l'accession à une identité sexuelle déterminée par le biais d'une initiation à la mode occidentale contemporaine.

Certaines pratiques possèderaient une fonction initiatique à reconnaissance sociale implicite faisant appel à des modèles explicatifs renvoyant sans aucun doute à une forme de pensée mythique. A partir de là, la pensée médicale et la médecine seraient bel et bien à l'origine de pratiques rituelles corporelles. Elles entreraient donc pour une bonne part dans l'initiation des membres de notre société en réactivant certains mythes ou discours mythiques.

Cette fonction initiatique attribuée à la pratique médicale présuppose l'intervention d'une nouvelle forme du sacré. La médecine serait renvoyée alors à une réinterprétation biomédicale du sacré, avec transfert du sacré vers de nouveaux objets comme le corps et le sexe de l'individu.

Evidemment, on peut se demander comment et pourquoi, dans la société occidentale, ces pratiques rituelles sont fortement inscrites dans la pratique médicale que ce soit à titre prophylactique ou à titre thérapeutique.

Il est vraisemblable que la réponse ne peut se trouver sans l'analyse des autres pratiques à visée corporelle ou sexuelle élaborées par la société. Il est même nécessaire de procéder à une approche plus globale de la société afin de repérer les faits qui, à un moment donné de l'histoire, ont rendu possible l'apparition de telle ou telle pratique, l'objectivation portant, bien entendu, autant sur l'objet que sur le rapport à l'objet.

Cette approche doit être considérée comme une rupture avec les évidences car la familiarité avec la pratique médicale laisse échapper, tant pour le patient que pour le médecin, des éléments importants pour l'interprétation de certaines conduites. Il faut les analyser complètement pour rendre compte de la transformation qui s'opère lors de la pratique médicale vers une certaine forme d'initiation. Le but est avant tout de saisir les différents mécanismes par lesquels les gestes étudiés et leur usage médical dans leur ensemble produisent leurs effets techniques ainsi qu'un certain nombre d'effets symboliques.

Il est bien entendu que les différents systèmes intéressés, y compris le système biomédical, ne réussissent qu'à l'unique condition que les différents acteurs, médecins et patients, contribuent à leur efficacité. C'est pour cette raison qu'il est indispensable de saisir les faits objectifs qui se livrent à l'observation immédiate dans l'organisation du temps et de l'espace. Il devient nécessaire aussi de décrypter les représentations qui contribuent à l'efficacité de ces faits et qui ne peuvent eux-mêmes être compris que si on les rattache à leurs conditions de production, qu'elles soient d'ordre social ou culturel.

Les trois pratiques que sont la circoncision, l'épisiotomie et l'I.V.G. possèdent comme terrain de jeu la pratique de la médecine. Elles définissent une certaine diversité de terrains liée aux particularités de chacunes d'elles :

- la posthectomie possède comme terrain de prédilection la consultation du jeune garçon et le bloc opératoire où s'effectue ce type d'intervention ;
- l'épisiotomie relève exclusivement de la maternité et de la salle d'accouchement ;
- l'I.V.G. se développe en centre d'orthogénie, en consultation et au bloc opératoire.

C'est essentiellement la CONSULTATION MEDICALE qui est concernée, définissant comme champs d'analyse le champ du patient (ou du malade), celui du médecin, mais aussi celui de la relation (le jeu des acteurs). Les moyens d'étude de ces différents champs passent par une lecture anthropologique de l'histoire des différentes pratiques, par celle de la pratique et de la pensée médicales qui constituent leur champ d'émergence. Ils passent donc par la littérature médicale, tout autant que par celle destinée au grand public. Ils passent par l'observation des faits et des gestes, par l'interprétation des différents discours et de multiples entretiens pratiqués auprès des patients et des médecins.

Les matériaux proposés par la pratique médicale sont bien particuliers. S'ils font appel à la maladie, ils font avant tout appel au corps et à ses représentations.

Dans la mesure où la médecine est reconnue comme "dominante", elle domine aussi sur les modèles représentatifs corporels tout autant que ce sont eux qui la génèrent. C'est pourquoi, avant d'entreprendre l'étude de chacun de ces gestes, il est préférable de situer rapidement la place du corps et de ses représentations dans la société.

Comment s'y organisent les représentations du corps ?

Il est important de noter que la façon d'appréhender le corps peut être bien différente d'une société à une autre. Dans notre culture, les représentations élaborées sont tout à fait particulières tant le corps s'y trouve investi comme un objet autonome très différent de l'homme comme individu. Ce type de représentations est étranger à de nombreuses communautés humaines.

Dans les sociétés traditionnelles, le corps est rarement l'objet d'une telle scission, comme la scission corps/âme ou corps/sujet que notre société propose. De plus, l'homme, en tant qu'individu, est plus souvent mêlé à sa communauté. Il est intégré au sein du cosmos dont il ne se sent pas ontologiquement différent[1].

Les sociétés industrielles, quant à elles, ont vu naître, avec l'arrivée de l'acte anatomique, une rupture entre l'homme et son corps, mais surtout entre le corps et le sacré par une désacralisation du corps. Celui-ci est devenu un objet à part entière, indépendant de l'individu et complètement morcelé. C'est ainsi que s'est développée la voie de la dépossession du savoir sur le corps dont bénéficie la pratique médicale pour s'exercer. Les médecins sont devenus totalement au service d'une vision organiciste du corps que les spécialistes traitent maintenant par petits morceaux. Dans la même perspective,

---

1. Le Breton A., 1985, 1990

les patients présentent des symptômes à focalisation essentiellement organique.

Il est certain que si la société s'insinue dans tout le système de représentations corporelles, le corps est en même temps une véritable production sociale et culturelle. Il se trouve ainsi au croisement de toutes les instances d'une culture, et devient le lieu d'exercice du champ symbolique. Ses limites sont donc essentiellement tracées par la symbolique sociale. Cette dimension du corps est capitale car les symptômes et les maladies qui l'agitent font partie d'un ensemble de matériaux significatifs de la culture où ils ont pris sens[1]. Le système de représentations corporelles est propre à chaque société et conditionne tous les comportements individuels, de même que les comportements médicaux. Aucune société ne laisse ses membres réellement libres de leurs actes et de leurs affects qui répondent toujours à des codes et à des modes d'expression reconnus collectivement.

Au sein même d'une communauté, les acteurs possèdent donc un registre somatique particulier qui leur est commun. Il en est de même pour la maladie comme expression du corps qui ne prend tout son sens que si elle est replacée dans l'ensemble des données sémantiques caractérisant le groupe social où vit le malade. Il faut donc considérer la maladie comme une production sociale et culturelle, tout autant que comme un langage du corps, du groupe et de la collectivité.

De la même façon, la réponse thérapeutique est, elle aussi, culturelle. Elle est régie par les représentations sociales corporelles de l'aire culturelle concernée, d'autant que tout comme la maladie et le corps , elle se rapporte à l'immense complexe sémantique particulier à la culture considérée. La réponse à un symptôme doit être culturellement adaptée, c'est le tribut de son efficacité, dans la mesure où la clinique constitue un dialogue permanent, non seulement entre le soignant et le soigné, mais aussi, entre l'individu et le social.

Du côté du soignant, celui-ci doit répondre avec les codes en vigueur dans sa société sinon il va au-devant de l'échec. C'est la raison pour laquelle les réponses thérapeutiques élaborées par une culture ne peuvent généralement être d'aucune utilité dans une autre culture qui

---

1. Le Breton A., 1985, 1990.

a mis en place un autre système de réponse. C'est dans ce contexte qu'il faut penser les pratiques médicales abordées ici.

Dans le même ordre d'idée, le corps possède de toute évidence un investissement politique indéniable étroitement lié à l'exercice de la médecine. Si l'on parle beaucoup du "corps social", du "corps d'Etat", du "corps diplomatique", du "corps enseignant" et du "corps médical", outre le fait que ces différents corps font appel par leur constitution même à la vision organiciste déjà évoquée à propos du corps, ils font aussi usage du corps dans leurs fonctions respectives.

Cette métaphore de "corps social" traduit l'importance de chaque individu dans la collectivité. Cette image renvoie la société à un organisme vivant fonctionnant de manière analogue aux organismes biologiques. C'est bien à l'architecture corporelle de l'homme que Jean-Jacques Rousseau avait fait appel pour expliquer la cohésion sociale. C'est au travers de ce type de représentations que la pratique médicale prend une grande partie de son sens. Cet aspect n'est donc pas à négliger.

Ce qui est important, c'est que ces différents corps font directement usage du corps de l'individu. A ce niveau se retrouvent les enjeux politiques du corps qui ne sont pas négligeables lorsque l'on travaille sur une pratique sociale telle que la pratique médicale. Les différents corps assignent à tous les individus un statut, une fonction ou des rôles corporels bien déterminés. C'est ainsi que l'enjeu du pouvoir dans toute institution se trouve être aussi directement ou indirectement l'emprise sur le corps[1].

Ainsi en est-il de l'institution où sévit sans relache le totalitarisme médical, comme l'énoncent de façon similaire M. Foucault (1985) et E. Goffman (1984) au sujet des institutions totalitaires que sont pour eux les structures hospitalières. Les corps y sont plus que jamais des enjeux de domination auxquels tout un chacun participe. Il existe, selon M. Foucault, un investissement politique du corps, c'est ce qu'il appelle une "microphysique du pouvoir": "*Le corps est directement plongé dans un champ politique ; les rapports de pouvoir opèrent sur lui une prise immédiate ; ils l'investissent, le marquent, le supplient, l'astreignent à des*

1.Brohm J.-M.

travaux, l'obligent à des cérémonies, exigent de lui des signes."

Le corps médical, sous l'influence du corps social et du pouvoir politique, est le principal acteur de l'inscription sur le corps même si celle-ci reste parfois très subtile. Outre la marque corporelle, le médecin ne joue-t-il pas le jeu d'un certain pouvoir dans la réinsertion rapide du malade dans la vie professionnelle ? N'est-il pas non plus le seul détenteur du pouvoir en matière de certificats médicaux et d'arrêts de travail ? Son activité ne s'inscrit-elle pas directement à ce niveau sur la production et les capacités de production de l'individu ?

Le pouvoir politique qui dicte les comportements dicte aussi ses pratiques corporelles bien plus que toutes les autres, puisque l'exercice de la médecine fait partie intégrante de l'ordre social dans notre société.

Les trois gestes médicaux s'inscrivent dans ce registre. Ceci d'autant plus que c'est essentiellement par les rites que s'inscrivent les cicatrices sociales et les blessures symboliques comme c'est le cas dans les sociétés traditionnelles : circoncision, castration, subincision, mutilation, scarifications, tatouages, etc. Ces inscriptions prennent le corps tantôt comme objet de socialisation (initiation, épreuve), tantôt comme objet esthétique ou magique. On peut penser que les marques corporelles induites par l'exercice médical agissent de façon assez similaire.

Dans cette perspective, une approche transculturelle s'avère largement nécessaire.

Le corps n'est pas qu'une entité sociale. Au-delà du pouvoir politique et culturel, le corps reste le corps de chacun avec ses particularités. C'est au travers de cette personnalisation que prend naissance un certain nombre de pratiques corporelles. Cette identité propre du corps et de l'individu donne à chaque pratique, chaque fois qu'elle s'exerce, un visage différent et original.

A ce niveau prend aussi corps un certain nombre de pratiques rituelles modernes qui ne concernent qu'un nombre limité d'individus ou de microsociétés possèdant leurs propres rites et leurs propres valeurs. A ce niveau encore, s'élaborent certaines représentations du corps qui produisent tels symptômes, telles demandes médicales, imposant telles réponses médicales.

Il est donc bien évident qu'il ne faut pas s'attacher uniquement au corps comme simple codification sociale et culturelle, mais aussi au corps comme locuteur, créateur de signifiance, celle-ci permettant d'en énoncer l'individualité.

Le corps peut aussi être parfois signifiance par défaut en utilisant les manques à gagner du système symbolique, montrant que parfois un "corps réactif par défaut" peut faire place au corps intégrant les signes culturels. Certaines pratiques médicales prennent parfois place sur ce "corps réactif par défaut", bien qu'il soit parfois difficile de faire la part entre les pratiques qui relèvent du manque de sens et celles qui relèvent du corps propre.

1.4. LE RITE

Puisqu'il s'agit ici de définir en quoi certaines pratiques médicales peuvent être de véritables rites d'initiation, il devient nécessaire d'énoncer le cadre conceptuel du rite dans lequel cette approche est envisagée. La référence au religieux est quasi constante. Elle fait basculer le rite vers le sacré. Certaines réflexions se donnent parfois d'autres objets, comme les temps forts de la vie collective où la société prend conscience de soi et se pose [1].

Parfois la notion de répétitivité rejette le rite dans une forme de quotidien, mais surtout dans son interprétation psychologique. Ce que tendent à montrer ces diverses interprétations du rite, c'est sa forme polysémique indéniable. Il semble qu'il soit toujours difficile d'en donner une signification précise, celle-ci variant selon le type d'interprétation. Ainsi, pour la sémiologie, le rite est avant tout une forme de langage. Il possède trois dimensions essentielles : la dimension discursive, la dimension sacrée et la dimension quotidienne.

La dimension discursive fait intervenir le rite comme langage collectif. Il est donc une représentation sociale qui fait intervenir le discours. Il est une production socialement énoncée, la vie sociale étant toute entière dominée par la

---

1. E. Durkheim, 1985.

ritualité. Cette conception essentiellement expressive du rite possède aussi une dimension individuelle indéniable qui n'est pas à négliger dans une approche de la pratique médicale. Le rite possède donc une double efficacité au niveau du discours qu'il engage : individuelle et collective. Il agit essentiellement dans le sens d'une identification pour l'individu, en vue d'une intégration dans la collectivité. Il est généré par des normes collectives définies par certains arbitraires culturels[1] qui désignent à ce niveau même l'importance du pouvoir politique.

La dimension sacrée fait appel aux croyances religieuses. C'est le sens le plus courant du rite, celui qui est retrouvé dans toutes les définitions encyclopédiques. C'est aussi sous cette forme qu'il est présent dans la plupart des représentations occidentales, où il se définit bien souvent comme un ensemble de comportements prescrits par la religion. On évoque fréquemment le Baptême, la Communion, la Confession, et plus rarement l'Extrême-Onction.

Durkheim avait envisagé une division du monde en deux domaines l'un comprenant , tout ce qui est sacré, l'autre, tout ce qui est profane. Cette séparation entre profane et sacré ne sera pas envisagée ici car le cercle des objets sacrés n'est jamais déterminé une fois pour toutes. D'ailleurs, il semble bien qu'il faille élargir encore le cercle des objets sacrés au-delà des croyances et de la religion. C'est déjà ce qu'a fait E. Goffman dans son analyse des "rites d'interaction". Il se réfère bien au sacré mais le sacré des rites qu'il définit est foncièrement humain et "n'est qu'un autre nom du respect". Il lance le déploiement de tous les rituels sociaux parmi lesquels prennent place les rituels individuels. Il envisage un déplacement du sacré vers tous les instants de la vie individuelle et collective.

Cette réflexion fait intervenir l'homme dans une certaine forme de relation avec lui-même. Elle donne au corps une dimension sacrée particulièrement importante. Cette approche du rite est tout à fait particulière. Elle constitue un arsenal méthodologique précieux pour l'analyse de la relation du médecin avec son patient, relation interhumaine spécifique pour laquelle il s'agit de déterminer la place et

1. Bourdieu et Passeron

l'importance de chacun dans le "face à face" qu'est la consultation médicale. En effet, Goffman donne la primauté, non à l'individu et à sa psychologie, mais aux relations syntaxiques qui unissent les actions des diverses personnes en présence. Il existe en permanence un jeu rituel entre les individus qui leur permet de rester dans leur rôle aussi bien que de "garder la face". C'est ce qu'il appelle "la figuration" à laquelle est rattachée un code rituel dominé essentiellement par "l'interaction verbale".

C'est exactement ce qui se produit lors d'une consultation médicale où les pensées, les paroles, les regards et les gestes se concentrent sur un même objet, le corps. Celui-ci résume légitimement la rencontre dont il est vital de ne pas compromettre l'équilibre rituel indispensable à la production de son efficacité. Les rituels mis en jeu permettent de détecter symboliquement le degré d'ouverture des uns aux autres, dans la perspective dialectique incessante entre ce que Goffman appelle "rites de présentation" (dans la consultation médicale, ils ouvrent la relation entre médecin et patient, ils sont résumés par la présentation et l'écoute) et "rites d'évitement" qui prennent l'allure de proscriptions, interdictions et tabous. Dans la relation médicale, ils mettent en jeu l'inégalité de la relation par rapport au corps. Cette distinction entre rites d'évitement et rites de présentation n'est pas très différente de celle de Durkheim qui oppose rites positifs et rites négatifs.

L'exemple du milieu hospitalier que prend E. Goffman montre comment, lorsqu'un individu participe à l'activité sociale, il ne le fait pas en tant que personne globale mais plutôt en fonction d'une qualité ou d'un statut particulier, autrement dit en fonction d'un "moi particulier". C'est ce "moi particulier" qui lui impose, face à l'autre, des règles de conduites instituant une certaine "tenue" et une certaine "déférence" suscitant certains rites d'évitement et de présentation. C'est ainsi qu'agissent le pouvoir et l'efficacité symbolique de ce pouvoir, mais aussi sa raison d'être.

C'est une autre dimension du rite que le geste répété de façon immuable, comme organisation du quotidien. Il constitue une forme particulièrement importante, tant celle-ci fait partie de la pratique médicale quotidienne. Il faut différencier, à ce niveau, rite et ritualisation du quotidien. En effet, si certaines pratiques médicales constituent des rites à part entière, il existe une ritualisation indéniable de l'exercice quotidien qui permet à celui-ci de s'effectuer sans que les acteurs ne se posent de questions fondamentales. Cette dimension répond essentiellement à des nécessités organisationnelles et ne doit pas être considérée comme une ritualité à dimension sacrée mais comme une simple ritualisation du quotidien. Son caractère parfois franchement obsessionnel la renvoie à un rite dont l'allure est très proche du "rite de protection". A l'extrême, en se rapprochant de la répétitivité et de la compulsivité, on aborde un aspect du rite qui est du domaine de la névrose et des rituels obsessionnels analysés par Freud. Dans ce cas, la névrose prend la place de la ritualité quotidienne dont elle déplace le sens.

Les rites, quel que soit leur objet, quelle que soit la forme qu'ils prennent, se situent toujours au point de convergence du social et de l'individu, du sacré et du quotidien.

Ils ne trouvent leur raison d'être qu'à partir du moment où ils deviennent symboliquement efficaces, à moins que ce ne soit leur efficacité symbolique qui les désigne comme tels. C'est bien de "l'efficacité symbolique des rites" qu'il s'agit, mais aussi de l'action symbolique dans la vie sociale, étant entendu que cette efficacité ne s'exerce pas exclusivement sur le plan magico-religieux[1].

Le rite est une véritable "manipulation symbolique" qui prend place dans l'ensemble de l'activité sociale. Son activité symbolique se déroule sur trois plans à la fois, celui du signifiant (du sens), celui du matériel (de l'objet quel qu'il soit), et celui du consensus social. C'est la société qui donne au rite le moyen d'un support matériel qui peut être aussi constitué du corps. Cela peut aussi être un geste sur le corps. Parmi les actions symboliques proposées, certaines sont objectivement plus efficaces parce que l'objet qu'elles proposent à voir ou à entendre présente des qualités que d'autres ne possèdent pas. C'est le cas du corps et de certaines pratiques médicales que l'espace local rend encore plus efficaces. La réflexion envisage l'analyse des pratiques médicales dans la perspective structurale de l'analyse de C. Levi-Strauss, mais aussi dans celle proposée par E. Goffman déjà cité.

---

1. C. Levi-Strauss, 1974

Elle fait aussi appel à une interprétation du rite beaucoup plus ancienne et classique qui est celle de A. Van Gennep. Celui-ci fonde son analyse sur le fait que la vie individuelle, quel que soit le type de société, consiste à passer successivement d'un âge à un autre et d'une occupation à une autre. Il distingue une catégorie spéciale de rites, les rites de passage qu'il décompose en trois types : les rites de séparation, les rites de marge, les rites d'agrégation. En fait, tout rite de passage fait appel à ces trois séquences. Par ailleurs, à ces rites de passage, se juxtaposent fréquemment d'autres rites dont le but est différent : rites de protection, rites de purification, rites de défense, rites de propriation, rites d'appropriation.

A. Van Gennep fait une analyse de la grossesse et de l'accouchement en ces termes : viennent d'abord les rites de séparation qui tendent à exclure la femme de la vie sociale, suivis par les rites propres à la grossesse qui sont les rites de marge. Enfin, les rites de l'accouchement ont pour but de réintégrer la femme dans la société. Ces rites de la grossesse possèdent également un certain nombre de rites sympathiques et contagionnistes, tant directs qu'indirects, dynamistes qu'animistes, et dont le but essentiel est de favoriser l'accouchement et de protéger la mère et l'enfant. On observe la plupart du temps une intrication étroite entre rites de passage et rites de protection. Il est évident que ce type d'approche est assez séduisant pour l'analyse anthropologique de l'épisiotomie en particulier, celle-ci étant bien énoncée comme un geste de protection pour la mère et l'enfant.

1.5. LE RITE D'INITIATION

Le rite d'initiation définit une catégorie de rites aux fonctions particulièrement intéressantes puisque c'est dans cette perspective initiatique que sont envisagées les trois pratiques médicales.

D'une importance capitale dans les sociétés traditionnelles, les rites d'initiation semblent, ainsi le croit-on trop souvent, inexistants dans la société occidentale contemporaine. Dans les sociétés traditionnelles, cette notion s'inscrit "dans une conception du monde" qui "*doit être révélée au novice au cours d'un ensemble de rites et d'enseignements oraux qui poursuit la modification radicale du statut religieux et social du sujet à initier*"[1]. Cette conception du monde se résume en un ensemble cohérent de traditions mythiques. Le mythe et le rite sont donc étroitement liés, car ce sont bien les connaissances sur le monde qui sont enseignées lors de l'initiation : "*Elles racontent comment les choses sont venues à l'être, mais elles fondent aussi tous les comportements humains et toutes les institutions sociales et culturelles.*"

C'est l'histoire des religions qui s'est, la première, intéressée aux rites d'initiation. Elle distingue trois grandes catégories :

- les rituels collectifs obligatoires par lesquels s'effectue le passage de l'enfance à l'adolescence ;
- les rites d'entrée dans les sociétés secrètes très jalouses de leurs secrets respectifs (comme les confréries) réservées à un seul sexe ;
- les rites d'initiation destinés à participer à une expérience religieuse plus intense que celle accessible au reste de la communauté, permettant l'obtention d'un statut religieux supérieur.

Les deux derniers types de rites d'initiation sont en réalité assez proches l'un de l'autre. Ils renvoient largement à la formation des médecins, et d'une manière plus large à l'accession à une identité professionnelle dans la société française contemporaine.

Ce sont souvent les rites de puberté qui sont pris comme premiers exemples de rites d'initiation. A. Van Gennep les appelle aussi RITES DE PASSAGE.

Leur fonction est de transformer le statut de l'individu, le séparant du monde des enfants auquel il appartenait pour le projeter dans le monde des adultes, avec un nouveau statut conféré autant par les révélations qui lui ont été faites que par des transformations physiques, symboliques ou réelles. Ces rites associent le plus souvent une initiation sexuelle de l'individu.

A. Van Gennep essaie de démontrer que la puberté physiologique et la puberté sociale sont deux choses bien différentes qui ne convergent que très rarement. C'est pour cette raison qu'il préfère donner aux rites d'initiation le nom

---

1. Mircéa Eliade.

de rites de puberté. Ce fait n'est pas spécifique aux sociétés traditionnelles et concerne tout particulièrement la société française contemporaine : on y observe un retard de plus en plus important de la maturité sociale des individus par rapport à leur puberté physiologique.

A. Van Gennep met surtout l'accent sur la signification essentielle des rites, leurs situations relatives dans des ensembles cérémoniels et leurs séquences. Il met l'accent sur les modalités d'organisation temporelle et spatiale du rite. Il insiste sur la place que les rites prennent dans la vie de l'individu et dans les relations de celui-ci avec le social. Sous la multiplicité des formes, il montre qu'il existe toujours une séquence type qui propose des invariants avec un schéma le plus souvent rectiligne qui ne présente que très rarement une forme circulaire. L'initiation proposée par les sociétés traditionnelles africaines met en scène des rites d'inscription génitale intéressants, tant les marques sont proches des pratiques médicales comme l'inscription que représente la circoncision. Les sociétés africaines ne sont pas les seules à proposer ce type de marque sexuelle sous-tendu par un discours mythique. Les religions australiennes, entre autres, abondent dans ce sens. L'initiation tourne autour d'une retraite au cours de laquelle l'enfant reçoit un enseignement lors d'une cérémonie dramatique où il subit une mort mythique, suivie d'une renaissance. Selon les cas, initiation et rites d'inscription génitale sont ou non confondus. Partout, dans ce type de société, il y a constitution d'une classe d'âge formée par le groupe des jeunes ayant été initiés ensemble la même année. On ne peut pas éviter le rapprochement avec les "classes" constituées dans la société occidentale par les jeunes appelés de la même année : le service militaire a longtemps été considéré comme une initiation ("tu seras un homme"). Le schéma qui y est proposé présente un certain nombre de constantes. Trois phases essentielles : une période de préparation, l'opération elle-même et le temps qui suit l'opération. La retraite se fait dans un lieu spécial, hors du village, et peut durer, selon les cas, de deux mois à plusieurs années. L'opérateur de l'inscription corporelle, qui est quasi constante, peut être le père, un vieillard, ou bien encore le forgeron. On donne généralement aux jeunes circoncis des objets rituels : emblèmes de virilité et de dignité masculine.

L'initation des somonos

L'initiation des Somonos, ethnie somalienne, a été décrite par M. Griaule. Elle est essentiellement centrée autour de la circoncision.

Celle-ci a lieu au début de l'hivernage, pour les garçons de dix à quinze ans, mais il existe des variations selon les régions. Une période de trois jours à trois mois précède la circoncision. C'est une période de préparation au cours de laquelle on construit une case spéciale en dehors du village, dans la brousse. Les circoncis y vivront après l'opération. Généralement on remet à l'enfant des objets symboliques : bâtons ("wasamba") sur lesquels sont enfilés différentes sortes de calebasses. C'est l'ornement des circoncis. Le jeune garçon s'en sert comme d'une crécelle pour annoncer sa présence, pour chasser les esprits et rythmer les différents rites de la retraite ; on lui remet encore le collier, sans lequel le nouveau circoncis ne doit jamais sortir, le bonnet de circoncision, ou des sandales. La veille de l'opération les habitants font toujours une fête. Les femmes y prennent une part active, elles exécutent les danses principales. La mère du circoncis danse en tenant à la main l'emblème du métier de son mari. Son rôle est prépondérant presque partout. Pendant ce temps, les jeunes gens restent dans une case avec des jeunes filles, mais les rapports sexuels leur sont interdits.

Le lendemain le chef conduit les garçons en dehors du village, dans la brousse qui représente l'espace-nature. A Bamako, les Somonos traversent le fleuve, ligne frontière du village indiquant la séparation. On retrouve ici les caractéristiques énoncées par A. Van Gennep avec matérialisation du rite de passage par un passage réel sur le terrain. Une fois sur l'autre rive, les jeunes Somonos s'asseyent dans l'eau le dos tourné au village, où le forgeron va venir les opérer. Un homme : frère, père ou oncle assiste le garçon. Les prépuces sont ensuite ensevelis sous le pied du forgeron ou remis à l'ancêtre du village qui les compte et les enterre solennellement. Chez les Dogons, les enfants sont circoncis devant une immense pierre décorée de masques.

Après la circoncision, les garçons vont habiter dans la case spéciale construite en brousse où a lieu la retraite initiatique. Un surveillant garde et soigne les garçons. Il leur enseigne des préceptes et leur raconte des histoires. L'enfant est soumis à une discipline terrible. Mais à côté des brimades, les enfants trouvent des avantages dans leur nouvel état : ils peuvent tuer les animaux passant près de la maison de retraite ; ils ne se sentent plus assimilés aux femmes et aux enfants : les adultes changent d'attitude à leur égard et ils acquièrent de la considération. Tout cela leur donne une impression de puissance. En principe, la sortie de la maison de retraite est triomphale. Les circoncis, porteurs de pantalons, prennent pleinement conscience de leur nouvelle dignité : ils sont enfin semblables aux hommes. Les enfants nus les admirent et les femmes les regardent différemment.

Cette séquence est similaire dans de nombreuses ethnies.

L'initatiation chez les bassaris

Chez les Bassaris du Sénégal, ethnie troglodyte dont l'animal totèmique est le caméléon, toute la population masculine renaît, lors de l'initiation, en qualité de Caméléon.

Les jeunes Bassaris sont laissés seuls juges de décider du moment de leur initiation. Ici, on trouve un élément intéressant pour l'analyse des rites de puberté : c'est la volonté de l'initié qui ne subit pas seulement le pouvoir des adultes. Ceci n'est pas propre aux Bassaris : chez les Bambaras, "se faire exciser" se dit "s'assoir sur un couteau". Si cette expression fait largement appel à la douleur, elle renvoie aussi à une participation active de l'initié(e). Pour le Sénégal, les jeunes filles sont excisées individuellement à l'âge où elles estiment être prêtes. En Guinée, l'excision est collective.

La retraite est de mise pour garçons et filles.

Les filles y sont soignées matin et soir ; elles passent leur temps à apprendre des chants féminins. Dès qu'elles sont excisées, elles peuvent prendre époux. C'est une condition au mariage, tout comme la circoncision pour le garçon.

1.6. LE DISCOURS MYTHIQUE

Partout et toujours, la circoncision est sous-tendue par un discours mythique. Chaque fois le mythe y est réactivé de façon symbolique : "*Tout acte religieux, qu'il s'agisse d'un rite, de la récitation d'un mythe, d'un chant secret, de la confection d'un instrument sacré, etc., n'est que la répétition d'un événement qui a lieu depuis l'origine des temps*[1]."

Le mythe luba, probablement à l'origine de la circoncision maintenant disparue chez cette ethnie africaine, lie étroitement la circoncision à l'inceste. La circoncision y est pratiquée par une femme, ce qui n'est pas sans rappeler la circoncision de Moïse pour la culture judéo-chrétienne.

Voici ce mythe rapporté par Luc De Heusch dans "Le roi ivre ou l'origine de l'État" :

Nkongolo, celui que les Luba reconnaissent comme le fondateur de leur royaume, était un roi qui vivait avec ses deux sœurs : Bulunda et Mabela. Un jour, un prince étranger, Mbidi, arriva pour chasser sur les terres du roi Nkongolo. Il fut reçu comme il se doit, et le roi lui prêta ses deux sœurs avec lesquelles il entretenait des relations incestueuses. Bulunda devint enceinte et accoucha d'un garçon Kukula, tandis que Mabela mit au monde des jumeaux : un garçon Kisula et une fille Shimbi.

Toute cette progéniture étant l'œuvre du seul Mbidi. Comme le roi Nkongolo buvait beaucoup, il lui arrivait dans son élan ravageur de couper le nez, les oreilles et les seins de ses sujets. Devant cette tyrannie le prince étranger partit en emmenant les deux femmes. Refusant de les suivre, leurs trois enfants partirent dans une autre direction. Sitôt installée, la fille Shimbi refusa d'avoir des rapports sexuels avec son frère jumeau Kisula et lui préféra son cousin paternel. Devant l'insistance de son frère, et agacée, Shimbi frappa Kisula au sexe d'un coup qui le rendit infirme.

---

1. Mircéa Eliade.

Ici, la circoncision est associée au tabou de l'inceste, elle est le fait de la sœur.

Les Ndembus sont des voisins des Lubas. Ils pratiquent encore la circoncision.

Tel est le mythe à l'origine de leur pratique :

Un garçon et une mère partirent ensemble cueillir une herbe dont la cendre fourni le sel. Une feuille coupante blessa accidentellement le prépuce du jeune garçon qui se tordit de douleur au sol. La mère ramena le garçon au village. Quelques hommes déclarèrent que le garçon devait être séparé des femmes. Ils détachèrent complètement le prépuce à l'aide d'un couteau. Ensuite, on trouva le pénis du garçon si beau que tous les hommes décidèrent de s'opérer mutuellement. La coutume se généralisa.

Ici, la circoncision est au départ le fait de la mère, mais elle devient secondairement celui des hommes pour les hommes. Elle marque la séparation du jeune garçon d'avec sa mère. Elle trouve également ses origines dans un rite phallique lié à la beauté du phallus reconnue par les hommes.

Le mythe Dogon que Ogotommêli livre à M. Griaule est particulièrement intéressant.

La culture Dogon propose "*une cosmogonie, une vision symbolique de l'univers, une conception organisée de la personne et du verbe expliquant le monde*". Elle propose un réseau immense et complexe de correspondances symboliques qui expliquent le monde. Le mythe y est très riche : on trouve posé dans "Dieu d'eau", "*le problème fondamental de la dualité de l'être humain, expliquant d'une part l'importance sociale des jumeaux, et d'autre part, les institutions de la circoncision et de l'excision, remèdes trouvés par la société pour pallier l'ambivalence originelle et assurer la fécondité de l'être*".

"*Donc, l'enfant arrive au monde nanti de deux principes de sexes différents et théoriquement il appartient autant à l'un qu'à l'autre ; le sexe de sa personne est indifférencié. Pratiquement, la société, par anticipation, lui reconnaît dès l'abord le sexe qu'il porte en apparence*".

Cette androgynie décrite par Ogotommêli est fort intéressante : l'enfant commence par une instabilité de sa personne, et la circoncision et l'excision sont là pour déterminer son sexe. Par ailleurs, ces deux rites d'inscription génitale sont aussi étroitement liés à la procréation : "*Si cette indécision où il se trouve, relativement à son sexe, devait durer, l'être n'aurait jamais aucun penchant pour la procréation.*"

On trouve aussi dans le mythe dogon l'importance du sang et le sacrifice en dette à la terre qui a créé l'homme et la femme. Ces pratiques prennent valeur de sacrifice et d'alliance avec Dieu. Il y a ici une relation étroite entre mort et circoncision ou excision. Elle se situe à deux niveaux : relation avec le monde des morts et des ancêtres dans un ordre cosmogonique lors de l'acte rituel, et aussi mort initiatique symbolique de l'initié.

Les récits ethnographiques prennent ici toute leur valeur. Ils permettent de saisir les éléments qui échapperaient autrement à l'analyse.

Il faut noter que ces rites d'inscription corporelle s'insèrent dans une perspective initiatique, en rapport avec la collectivité. Un autre fait important : ils constituent un véritable agir sur le corps qui doit être efficace sur le plan symbolique pour la société mais aussi pour l'individu, dans son rapport au corps pour la constitution de son identité sexuelle. Ces pratiques s'inscrivent dans le contexte global de différenciation des sexes. Elles combattent l'androgynie originelle. Elles permettent ainsi de lutter contre une certaine angoisse de mort en rendant possible la procréation qui facilite la projection dans un futur lointain. Elles mettent donc en place la prohibition de l'inceste : elles imposent ainsi des lois sociales à respecter.

Sur le plan individuel, les pratiques d'inscription corporelle font passer de l'enfance à l'age adulte par un processus de marquage du sexe. Il faut noter pourtant que circoncision et excision qui viennent d'être évoquées ne constituent pourtant pas toujours des équivalents : si la circoncision conduit à un changement de statut et à des classes d'âge bien définies, l'excision, quant à elle, renvoie à une identité féminine centrée essentiellement sur la fécondité et la vie familiale. La circoncision s'appuie sur des représentations sociales. L'excision s'appuie sur des représentations de la vie quotidienne. Tous deux désignent la place et les rôles de chacun : rôle social pour l'homme, rôle familial pour la femme. Le rite de passage pour le garçon se définit par un réel passage social avec apprentissage de la connaissance du groupe. Pour la fillette, il se résume le plus souvent par une simple réaffirmation de l'identité sexuelle avec apprentissage des tâches ménagères.

Bien souvent, les pratiques d'inscription génitale s'intègrent, comme le montrent les récits ethnographiques, dans une vision plus globale du monde mettant en jeu l'alliance avec Dieu en paiement d'une dette. Elles possèdent ainsi une valeur sacrificielle indéniable où le sang intervient comme efficacement symbolique.

1.7. LES PRATIQUES DU CORPS DANS LA SOCIETE

Au regard de ces diverses pratiques proposées par certaines sociétés traditionnelles, qu'en est-il du corps et des pratiques du corps dans notre société ?

Il semble nécessaire de s'attarder quelque peu sur cette question afin de mieux comprendre dans quel contexte s'élaborent les pratiques médicales qui vont être abordées.

La médecine est loin d'être seule à parler du corps. Celui-ci est fortement investi dans de nombreux domaines.

D'une manière plus générale, la société fait largement usage d'un corps idéal, corps déifié dont les critères de beauté lui sont particuliers : minceur, douceur de peau, tendance à l'androgynie de la silhouette, teint mat, etc. Cette image du corps est largement médiatisée. Le médecin y est constamment confronté, sollicité plus que jamais, par le besoin de traitements amincissants, de régimes alimentaires et de mésothérapie afin de faire disparaître la cellulite. La chirurgie esthétique, quant à elle, se développe à une vitesse incroyable : le bien-être de l'individu est étroitement lié à l'image qu'il renvoie de lui-même. C'est le monde du paraître qui prime bien souvent. Toutefois, l'image de ce corps idéal ne s'arrête pas à l'esthétique : le corps doit pouvoir fonctionner correctement. C'est l'apanage de la médecine, bien sûr, avec ses pratiques préventives, mais c'est aussi le fait du sport qui permet d'idolâtrer plus que jamais les capacités physiques et sportives de l'individu.

Au niveau du sport se joue aussi l'initiation avec pour principal objet le corps, mais aussi la collectivité.

C'est le cas du football qui est largement évoqué comme "rite contemporain" remplissant des fonctions rituelles indéniables sur le plan de la collectivité : lieu d'affirmation d'identités locales, régionales ou nationales ; lieu de violences, "guerre ritualisée", formes dramatiques et un code de jeu rigoureux[1]. Les fonctions du match de foot ne se résument pourtant pas en une affirmation des identités collectives. Elles sont aussi centrées sur l'affirmation des valeurs viriles. Le match de foot , c'est donc d'une part des rassemblements importants, d'autre part une reconnaissance médiatique et collective, mais encore plus qu'on ne peut l'imaginer, une affirmation de l'identité masculine dominante à travers des valeurs passant par le corps et ses prouesses.

Si la médiatisation par les sports d'équipe joue un rôle qui est considérable dans l'accession à la ritualité, elle joue au niveau des sports individuels un rôle non moins négligeable. Elle réactive parfois certains mythes qui font de ces pratiques de véritables pratiques initiatiques. Chaque individu, à travers ses performances sportives, remet chaque fois en question sa propre image du corps.

Un exemple particulièrement révélateur est le développement récent du saut à l'élastique au départ d'une grue ou d'un pont. Le cadre, le contexte, le public, la violence (apparente) du saut, le jeu avec la mort, avec pour objet le corps, font du saut à l'élastique un acte rituel initiatique indéniable. Dans cette pratique, on se doit de se surpasser afin d'éprouver de "nouvelles sensations" ; alors on est intégré dans une élite "branchée" de la société sportive contemporaine. On devient ainsi quelqu'un d'autre. On sait que certaines initiations traditionnelles font appel à ce type d'épreuves comme aux Nouvelles Hébrides.

Le saut à l'élastique, très médiatisé actuellement, fait partie d'un courant qui est né récemment dans le milieu sportif, c'est "le fun". On peut même parler de "culture fun".

---

1. Bromberger C., Mayot A., Mariottini J.-M., 1987.

Ce phénomène est particulièrement médiatisé, c'est d'ailleurs son essence même. Son objet central est bien le corps, comme pour le saut à l'élastique. C'est essentiellement le paraître du corps qui est en jeu plus que sa transformation effective. Ce phénomène touche les jeunes gens de milieu sportif, filles et garçons. Par là, il ne projette pas uniquement dans une identité sexuelle, bien que les garçons y soient toujours les plus nombreux. Il porte sur des activités sportives médiatisées comme l'escalade, le parapente, le funboard, le surf, le ski, etc.

Ces activités ne mettent pas uniquement en jeu des valeurs viriles de puissance. Elles portent aussi sur une certaine forme d'habileté : l'innovation est ici essentielle. Elle produit les sports extrêmes à la recherche de sensations nouvelles et inédites. Ce qui est important ici, c'est que ces pratiques constituent un constant jeu avec la mort. Dans cette perspective, elles prennent une fonction initiatique indéniable renforcée par leur médiatisation.

La mode et la "culture fun" sont très caractéristiques de l'image du corps médiatisé qui se développe dans notre société et avec laquelle le médecin est amené à travailler lorsqu'il est confronté au mal-être et au mal-aise des individus. En effet, nombreux sont les individus qui ont du mal à s'identifier aux représentations proposées par la collectivité en matière de corps et d'individu : corps beau sans défaut, identité professionnelle affirmée.

Par ailleurs, il est évident que le contexte de pauvreté initiatique de la société (le service militaire ne fait plus recette) pose un certain nombre de problèmes pour certains adolescents en mal d'identité. C'est ainsi que le médecin va parfois entrer en contact avec le rite et l'initiation dans son approche de certains patients. Il est souvent amené à rencontrer des individus qui présentent un état de mal-aise ou de mal-être dont l'expression somatique est plus ou moins marquée. C'est à ce niveau que le médecin est confronté à un "corps locuteur créateur de signifiance par défaut". Le médecin peut alors être projeté sur le plan du rite par le simple contact avec des patients qui ont du mal à mettre en ordre leurs conflits intrinsèques dans une tonalité structurante.

D'une autre façon, le médecin est également confronté à la mise en œuvre d'une "ritualité sauvage" par certains patients. Dans cette forme de ritualité, les initiés deviennent eux-mêmes leur propre initiateur. Elle s'inscrit pour une large part dans le phénomène de la "délinquance". En effet, ces pratiques font rarement l'adhésion des adultes. Elles sont rejetées assez violemment, et, surtout, elles mettent en exergue le manque d'initiateur de la société et les lacunes en matière d'initiation. Ces pratiques apportent pourtant à l'initié des bénéfices symboliques bien réels. C'est le cas des rites dans les groupes de jeunes qui offrent bien souvent l'exemple d'une cérémonie initiatique : rite vestimentaire (cuir ou blouson de cuir), épreuves corporelles (brûlures de cigarette, tatouages), lieu de cérémonie (cave d'immeuble, métro, souterrain, terrain vague). Ces groupes mettent bien en place des rites de séparation d'avec la famille, ainsi que des rites d'intégration dans le groupe. Ils sont souvent le terrain de rites d'initiation reconnus par leurs seuls usagers et ils apportent, c'est indéniable, de vraies possibilités créatrices structurantes pour la personnalité, même si c'est au prix d'une certaine aliénation.

C'est aussi de cette manière que s'exerce la toxicomanie : dans notre société, elle reproduit point par point le processus initiatique traditionnel. Quelles que soient les critiques dont elle fait l'objet, elle apporte elle aussi des bénéfices symboliques non négligeables pour l'individu qui y est amené : loin d'être une autodestruction délibérée, elle est bien souvent une tentative maturative ou autothérapeutique qui est contradictoire car elle vise le but de vivre alors qu'elle est minée par l'autodestruction réelle[1]. Comme rituel, la toxicomanie, et, particulièrement l'héroïnomanie, est un rite d'inscription sur le corps comme il est rarement proposé dans la société. Les médias qui l'évoquent largement contribuent à sa valeur initiatique qui se retrouve dans toute pratique marginale.

---

1. Charles-Nicolas A., 1985

1.8. CONCLUSION

C'est dans ce cadre contextuel que se sont construits les trois gestes médico-chirurgicaux qui vont être abordés. Ils doivent perpétuellement être replacés dans ce contexte de production qui renvoie à une réelle pauvreté initiatique où le corps morcelé par la vision organisciste de la biomédecine ne fait que très peu l'objet d'une ritualité revendiquée comme telle. L'initiation de l'individu passe bien souvent par l'identité professionnelle, confondue avec l'identité sexuelle. Elle est parfois le fait de groupes marginaux et sa reconnaissance comme telle la renvoie le plus souvent à une certaine pathologie comme la délinquance.

Elle se différencie par là des sociétés traditionnelles où l'initiation est reconnue et pratiquée par le groupe, et où elle est sensée être opérante sur le plan symbolique et réel.

Il est nécessaire d'insister sur un fait essentiel : le corps de l'homme occidental, s'il subit l'influence du social dans sa silhouette, sa stature, sa façon de se tenir et de se comporter, ne fait que rarement l'objet d'une inscription réelle possédant une signification et une fonction reconnues de tous. Les marques corporelles y sont quasiment absentes en dehors de pratiques marginales comme les brûlures de cigarettes déjà évoquées, mais aussi les tatouages et les cicatrices souvent significatives d'une certaine virilité. La médecine pourtant, par son exercice sur le corps, ne se prive pas d'y laisser quelques traces. Les cicatrices qu'elle laisse sur le corps renvoient à certains types de maladies ou de pathologies ainsi visibles au premier coup d'œil.

Il existe une marque typiquement occidentale, c'est la cicatrice du B.C.G., marque d'une certaine culture et de l'intégration de l'individu dans cette dite culture. Cette cicatrice autorise l'entrée à l'école : la vaccination est obligatoire. Elle autorise, de fait, l'accès à la connaissance d'une certaine culture.

Cette marque particulière fait office de reconnaissance et d'intégration dans la société. Ainsi, l'étranger qui arrive en France doit être vacciné. Ceci n'est pas spécifique à notre société, mais à toute la société occidentale contemporaine définissant une aire culturelle particulière avec des représentations qu'elle impose aux sociétés sur lesquelles elle tient à exercer son pouvoir : campagnes de vaccination dans les pays en voie de développement.

Comme on le constate aisément avec la vaccination du B.C.G., notre société est loin d'échapper aux inscriptions tégumentaires qui peuvent y prendre une valeur beaucoup plus importante qu'on ne le croit. Ainsi en est-il des inscriptions corporelles naturelles qui prennent des significations toute particulières, c'est le cas des "taches de vin" et de tous les "signes de naissance".

Actuellement, il est certains signes auxquels l'individu est attentif : ce sont les grains de beauté et certaines taches qui risqueraient de devenir des tumeurs malignes. On touche ici du doigt la prévention, et c'est bien de prévention il va s'agir pour les pratiques étudiées.

2. LA CIRCONCISION MEDICALE

2.1. UNIVERSALITE DE LA CIRCONCISION COMME RITE INITIATIQUE

Comment des hommes séparés les uns des autres par de si grandes distances, ont-ils pu se réunir dans une si horrible coutume ? Faut-il croire qu'elle n'est pas absolument aussi opposée à la nature humaine qu'elle ne le paraît ?
Voltaire, *Essais sur les mœurs et l'esprit des nations.*

La circoncision est, quant à nous, essentiellement un tatouage. C'est un signe tribal, voir national.
Mauss

Aucun mythe et aucun rite n'auraient pu survivre, au moins pendant une si longue période, s'ils n'avaient pu traduire une aspiration pulsionnelle et défensive profondément inscrite dans le psychisme des hommes.
Bergeret

Ces trois citations désignent des éléments essentiels à la posthectomie :
- elle possède une certaine universalité, désignant l'Universalité de la Culture humaine ;

- elle renvoie à l'appartenance au groupe dans la perspective d'une identité collective ;

- elle procure des bénéfices psychiques individuels en mettant l'accent sur l'accès à une forme d'identité sexuelle répondant à des données psychologiques.

Ce qui est étonnant, c'est l'important développement de cette pratique. Il existe une incroyable diversité d'origines, de formes et de mythes concernant ce geste. On le retrouve en Afrique, en Australie, en Asie et chez quelques Amérindiens, chez les Sémites et les Musulmans. Il est tantôt réalisé au moyen d'un couteau de silex, d'un couteau d'obsidienne ou de métal, tantôt avec un fer de hache. Il aurait également été pratiqué par morsure. On en retrouve un peu les stigmates dans la circoncision proposée par les juifs au cours de laquelle il est pratiquée une succion : la "Mitziza".

La circoncision n'est pas la seule manipulation génitale masculine. Il existe aussi l'élongation du prépuce jusqu'à la ceinture ou le recours à l'étui pénien. On trouve une opération inverse chez les juifs hellénisants qui restitue au pénis circoncis un prépuce artificiel. Les Uméda de Nouvelle-Guinée et les Karaja du Brésil nouent le prépuce au-devant du gland pour le renvoyer dans le scrotum (kynodesnie). On connaît aussi la perforation du gland avec insertion d'un bout de bois ou d'une plume, la subincision de certaines tribus australiennes, l'intracision de l'urètre au moyen d'une herbe tranchante, la simple incision du prépuce, et aussi la castration bien connue de la culture occidentale puisque le Vatican a eu ses castrats. Ces pratiques montrent l'intérêt de cet espace local révélateur du pouvoir du sexe de l'homme auquel notre société ne semble pas échapper.

Un autre élément intéressant, c'est l'ancienneté de la pratique. Le mythe de l'Egypte des pharaons propose la forme et l'interprétation les plus anciennes comme le rapporte Hérodote de son voyage en Egypte. L'archéologie confirme ses dires : il existe à Karnak dans le temple de Khonsou un bas-relief représentant une scène de circoncision ; la construction de ce temple est située vers 1112-1185 avant J.-C.; il fut dédié par Ramsès XI et son prêtre Herihor. Il semble que la circoncision dans l'Egypte antique ait été considérée dans un premier temps comme un luxe réservé aux seuls pharaons, à leurs prêtres et aux guerriers avant de s'étendre aux autres couches de la population. Le sens donné à cette circoncision a probablement été celui d'un culte religieux réservé à Osiris. Hérodote en donne la confirmation ; la légende de ce culte nous est rapportée par Plutarque :

Isis (déesse du ciel) et Osiris (dieu de la fertilité), deux jumeaux, eurent leur premier rapport sexuel dans l'obscurité du ventre maternel. Adulte, Osiris devint roi et enseigna aux hommes l'agriculture. Seth, son frère, ennemi d'Osiris, jaloux de celui-ci et de ses pouvoirs essaye de l'éliminer par la ruse. Connaissant les mesures exactes du corps d'Osiris, il fait construire un merveilleux coffre à ses exactes dimensions puis, lors d'un banquet, propose ce cadeau à celui des invités dont la taille sera exactement celle de ce joyau. C'est Osiris allongé qui y fût le plus à l'aise ; mais dès qu'il fut à l'intérieur, les conjurés de Seth abattirent le couvercle, le clouèrent, puis déposèrent ce coffre cercueil sur le Nil afin qu'il parvienne à la mer et disparaisse à jamais. Lorsque Isis apprit la nouvelle, elle s'en alla interroger tous les passants et finit par retrouver le coffre d'Osiris. Celui-ci s'était fixé dans le cœur même d'un cèdre, près de Byblos. Le cèdre était de ce fait devenu si beau que le roi le fit abattre - le coffre inclus dans le tronc et invisible - pour le mettre comme pilier au milieu de son palais. Isis parvint jusqu'au seuil du palais de Byblos, déguisée en pauvre femme malheureuse. Elle y entra. Elle abattit le pilier, fendit le tronc, libéra le coffre et l'emmena jusqu'au désert. Là elle l'ouvrit, baisa le corps de son frère-époux, puis le cacha et s'en alla. Mais Seth qui chassait dans la région, la nuit au clair de lune, découvrit par hasard le coffre bien connu. Furieux il se saisit alors du corps de son frère et le découpa en quatorze morceaux qu'il dispersa tous azimuts. Dès qu'Isis eut la connaissance de ce nouveau malheur elle partit sans repos à la recherche des quatorze morceaux de son frère-époux. A chaque morceau retrouvé elle élevait un sanctuaire. Au total, elle retrouva treize morceaux mais ne réussit pas à découvrir le quatorzième, à savoir le pénis dévoré par les poissons du Nil. Elle en fit une copie avec ses mains en pétrissant la boue du Nil, la fit sécher et consacra ce phallus qui devint l'objet de la vénération la plus grande d'Egypte. Bien qu'amputé, Osiris devint le dieu de la fertilité et de la fécondité doté du pouvoir de ressusciter les morts. C'est en hommage à Osiris que la circoncision fut pratiquée et devint pour tous les pharaons, leurs prêtres et leur armée, et plus tard pour tous les Egyptiens, un culte osirien en vue de capter le pouvoir fertilisant d'Osiris[1].

Ce mythe associe plusieurs invariants propres à la pratique. Elle est réservée à une élite, aux guerriers : cette association à la guerre se retrouve dans d'autres sociétés comme celle des Kikuyus d'Afrique noire, tribu guerrière où l'initiation à la guerre passe par la circoncision ; elle définit par là une identité de classe aux fonctions sociales particulières. Elle renvoie aussi à l'androgynie et à l'inceste au travers des jumeaux bien connus des Bassaris, des Dogons, des Lubas, et de bien d'autres ethnies. Ce mythe met aussi en évidence l'importance du sexe de l'homme qui pèse autant par sa présence que par son absence, qui est toujours source de fertilité et de fécondation.

2.2. LA CIRCONCISION DANS NOTRE SOCIETE

La circoncision est le terme employé couramment pour désigner l'acte rituel ou religieux. Il est aussi largement utilisé par les médecins et les non-médecins à propos du geste médico-chirurgical effectué par le chirurgien.

Le chirurgien distingue aujourd'hui la circoncision qui constitue une ablation complète du prépuce, laissant le gland totalement découvert, de la posthectomie appelée aussi "plastie de Duhamel" qui vise à conserver le prépuce de façon totale ou partielle.

Souvent, il persiste un certain flou entre ces deux termes qui sont largement rassemblés sous celui plus général de circoncision. L'origine étymologique semblable de ces deux termes renforce encore cette remarque : "posthectomie" vient du grec posthe = préuce et tome = couper; "circoncision" vient du latin circum = autour et caedere = couper.

---

1. Plutarque, 1985.

Il existe en France une importante diversité quant à l'âge auquel est pratiquée la circoncision. Plusieurs pics apparaissent de façon assez évidente au cours de la vie de l'homme : 3-6 ans, 10 ans, 21 ans, 40-45 ans.

A la fin du XIXème siècle, les auteurs de la circoncision ont appuyé ce geste sur la base d'affirmations, totalement non vérifiées, selon lesquelles il prévenait une multitude de maux.

Au cours de la première moitié du XXème siècle, le taux de pratique de la circoncision s'est élevé jusqu'à ce que l'intervention devienne une routine dans de nombreux hôpitaux. Dans les années trente, environ un tiers des Britanniques masculins étaient circoncis à la naissance. Depuis, le taux a sérieusement baissé et en 1975, il a chuté de 6 % avec un report de la circoncision vers un âge plus avancé, un tiers d'entre elles étant pratiquées avant l'âge de cinq ans. Aux Etats-Unis, dans les hôpitaux de l'armée de l'air, en 1974, le taux de la circoncision néonatale était de 97,7% et la population américaine est maintenant circoncise à 80%. En Australie où la critique de la circoncision a été particulièrement sévère, le taux de circoncision néonatale est passé rapidement de 60% à la fin des années soixante, à 50% en 1973. Au Canada, le taux de circoncision néonatale se situe en 1971 à 50%[1].

En France, il est difficile de trouver des chiffres concernant cette pratique qui est probablement moins répandue que dans les pays anglo-saxons. Il n'en reste pas moins qu'elle est pratiquée de façon courante : certains médecins militaires interrogés estiment à un appelé sur trois, certains, à un appelé sur quatre, le nombre de circoncis.

Il faut noter qu'en France ce geste est effectué dans un but essentiellement prophylactique, mais aussi thérapeutique.

Pourtant il est difficile de croire que son développement considérable ne s'explique que par des arguments médicaux ou épidémiologiques dont on ignorait à peu près tout il y a cinquante ou cent ans, lorsqu'il a commencé à se développer.

On peut se demander comment et pourquoi, dans la société occidentale, la circoncision est une méthode prophylactique ou thérapeutique fortement inscrite dans la pratique médicale. Cela d'autant plus que le champ culturel

---

1. Warner E., Strashin E., 1982

auquel est confronté ce travail est traversé par toutes sortes de discours, parfois opposés les uns aux autres selon la personne qui parle, et en fonction de l'identité même de celle-ci. Qui plus est, ces discours ont une caractéristique commune : ils sont partout et pour tous surinvestis passionnellement, ce qui n'est pas sans poser de questions.

2.3. LA CIRCONCISION PAR LES MEDECINS

Le discours médical sur le prépuce et le phimosis au XIXème siècle et au début du XXème siècle est assez surprenant. Bien qu'il soit moins connu que celui sur la masturbation, il fait appel à des représentations assez similaires.

Dans sa thèse J.F.C. Houzé écrit en 1860 que, si le prépuce a l'avantage d'offrir une certaine protection du gland, il a surtout des inconvénients. Même sans phimosis, il favorise des excoriations et un suintement mucopurulent, la gonorrhée batarde, fréquente dans les pays chauds. C'est donc un organe plutôt nuisible qu'utile, d'où le nom d'"organe malheureux" qui lui a été donné. Le prépuce est rendu responsable de nombreuses maladies : atrophie de la verge et des testicules, calculs, infections et dilatation des voies urinaires, dysurie nocturne, sensibilité particulière aux troubles nerveux allant du simple mauvais caractère désobéissant jusqu'aux convulsions éventuellement mortelles, des paralysies, des hémiplégies et paraplégies, des mouvements choréiques, du marasme au retard de développement.

Le phimosis peut provoquer des désirs vénériens immodérés, des manœuvres de masturbation, ou au contraire une anaphrodisie complète. Il peut aussi donner naissance à "*certains troubles nerveux offrant la plus grande analogie avec ceux que l'on observe chez les femmes atteintes d'une infection utérine, d'un déplacement en particulier, et principalement caractérisé par la gastralgie, de l'hypochondrie ou des accès hystériformes*"[1].

---

1. Fleury, 1851.

La circoncision permettrait donc la guérison de ces maux, y compris les paralysies et les convulsions. Des noms aussi illustres que Malaigne, Reverdon et Lalamand retiennent de cette opération son rôle avant tout prophylactique.

Il est probable que la perplexité et l'inquiétude qui apparaissent dans ces vieilles théories sur le prépuce soient encore responsables des attitudes d'aujourd'hui.

Une thèse de médecine de 1904 voit dans la circoncision de la puberté un témoignage en faveur de sa signification hygiénique et morale.

C'est aussi l'opinion du Dr Barras en 1936. Pour lui, le but moral de la circoncision serait de supprimer en partie la masturbation, et les buts hygiéniques seraient multiples. Selon lui, l'absence de prépuce pourrait être une garantie contre la syphilis. Il prétend même que "les indigènes d'Algérie sont convaincus qu'ils ne peuvent être contaminés par voie génitale parce qu'ils sont circoncis".

De plus, il aurait été prouvé que les organes génitaux se développent plus vite chez les circoncis et que ceux-ci seraient plus féconds !

Ces matériaux font appel à une fantasmatique concernant, d'une part la morale et l'hygiène sexuelles, d'autre part le sexe de l'homme.

La circoncision possède ainsi deux types d'enjeux déjà évoqués dans les sociétés traditionnelles : le contrôle de la sexualité, la fécondité et la virilité de l'homme.

Aujourd'hui encore, même si le discours est quelque peu différent, la nécessité du décalottage du gland des petits garçons lors de la toilette est une idée très répandue chez les puéricultrices.

Il éviterait les adhérences et le phimosis. Bien souvent c'est le médecin qui se soucie d'effectuer lui-même le décalottage pour vérifier l'absence de phimosis, permettre la toilette et l'hygiène du gland en le nettoyant pour prévenir les infections.

Actuellement , la circoncision est pratiquée sur indication médicale : phimosis, paraphimosis, infection (balanites et balanoposthite), mais aussi imperforation du prépuce, adhérences balano-préputiales, lithiase préputiale. Elle est aussi le premier geste dans la stratégie thérapeutique du cancer du pénis.

Elle est aussi pratiquée comme prophylaxie des maladies sexuellement transmissibles aux Etats-Unis : les représentations n'ont guère changé. Il existe aussi un lien étroit entre la circoncision et la pathologie génitale de la femme : elle est utilisée dans la prophylaxie du cancer du col utérin qui serait favorisé par les propriétés cancérogènes du smegma.

Face à ce discours biomédical, tout médecin pourtant est censé savoir que le phimosis du jeune garçon est un fait banal : seulement 4% des nouveau-nés présentent un prépuce rétractable ; à six mois, un an, deux ans et trois ans, la proportion des prépuces non rétractables est successivement de 80, 50, 20 et 10%. Au Danemark où la pratique de la circoncision et du décalottage n'a jamais eu cours, le phimosis se retrouve chez seulement 4% des adolescents.

Circoncision et décalottage préviennent donc une pathologie finalement assez rare.

Qu'en est-il du discours des médecins eux-mêmes face à ce geste ? C'est bien souvent l'aspect esthétique qui prime : "Le sexe en érection c'est plus beau ; il est moins net quand il y a des adhérences."

En ce qui concerne le phimosis et l'entrave qu'il constitue à toute érection, le médecin semble éprouver énormément de difficultés à supporter l'attente de la normalisation.

Ce que les discours des médecins apportent, c'est bien souvent une totale contradiction d'avec leur pratique : beaucoup semblent connaître l'inutilité de la circoncision bien qu'ils la prescrivent largement, comme par habitude, sans y réfléchir outre mesure. Ils pratiquent largement le décalottage du gland afin de prévenir le phimosis.

Si la contradiction existe au niveau du discours des médecins qui sont, eux-mêmes parfois en complète contradiction avec le discours biomédical sur lequel repose leur pratique, il existe aussi, au sein même du discours médical, des contradictions étonnantes. Celles-ci montrent à quel point la médecine est largement tributaire des représentations des uns et des autres, tout à fait en dehors de l'interprétation biomédicale.

Face à la biologie et la biomédecine qui s'acharnent à démontrer l'utilité de cette pratique, la presse médicale commence à proposer d'autres articles dénonçant ce geste de façon parfois très virulente.

Les articles en faveur de ce geste sont issus, le plus souvent, d'expérimentations lourdes et d'études statistiques multiples provenant de pays où la pratique est très répandue, comme les Etats-Unis ou Israël.

Les articles détracteurs sont beaucoup plus rares, issus le plus souvent d'observations simples, mais aussi d'études de population faites dans des pays où la circoncision n'a jamais été pratiqué comme en Suède[1].

On peut noter d'emblée que l'assurance des adeptes dénote avec la passion des détracteurs, révélatrice de l'importance que l'on attache à ce petit bout de peau dont l'espace local renvoie à ce type de réactions.

Une chose est évidente, c'est que le discours des médecins est partagé entre des systèmes de représentations en complète contradiction, cohabitant malgré tout très bien tant qu'il n'existe pas de tentative de remise en question de l'un ou de l'autre de ces systèmes.

Quoi qu'il en soit, le discours médical trouve toujours de bons motifs pour affirmer ses pratiques ; c'est la fonction même de la prévention qui est une réinterprétation contemporaine de la morale hygiéniste dont est issue la circoncision.

La circoncision est donc définie, dans notre société, par le champ de la biomédecine avec des représentations qui lui sont propres.

Elle est aussi définie par d'autres représentations qui font appel à un autre champ du savoir qui puise ses origines dans la sexualité et la fantasmatique sexuelle.

Ce qui est intéressant dans le discours des médecins, c'est que cette diversité de champs interprétatifs n'est pas perçue par eux. Cela paraît normal : les différents systèmes interprétatifs d'un même objet possèdent des fonctions similaires.

C'est le cas de la circoncision comme mesure hygiénique. C'est bien souvent comme si le discours scientifique se trouvait sous-tendu essentiellement par le discours de la société, montrant par là que le discours médical peut très bien être une réinterprétation secondaire biomédicale d'un système de représentations qui serait d'un

---

1. Naouri A., 1986

autre registre, d'un autre champ du savoir, échappant à la conscience de l'acteur.

C'est probablement de là, pour une certaine part, que la biomédecine tient son pouvoir : c'est son adhésion aux systèmes interprétatifs de la société qui font son efficacité, tout autant que l'adhésion de la collectivité qui lui permet à son tour d'exercer son action sur elle. Cela tend à prouver que les découvertes médicales et biologiques ont des valeurs relatives, dans la mesure où elles ne deviennent crédibles que par l'adhésion de la collectivité.

Des pratiques telles que celle-ci sont donc conditionnées par un certain nombre de représentations nécessaires à leur émergence dans le champ discursif médical.

Ainsi, l'histoire de la médecine et de la circoncision montre à quel point les médecins se sont toujours préoccupés de la sexualité, lieu important de l'émergence de nombreuses représentations. Si les médecins ne se préoccupent plus de prévenir la masturbation et de contrôler l'hygiène sexuelle avec la circoncision, celle-ci est bel est bien toujours pratiquée. Les motifs se sont trouvés déplacés vers le champ biomédical du savoir et son but est, encore et toujours, de résoudre des problèmes d'ordre hygiénique, que ce soit dans le sens de la propreté ou de l'hygiène sexuelle.

Il s'agit bien d'un contrôle de la sexualité qui se situe essentiellement au niveau de la prévention. La circoncision n'en est qu'un exemple.

Il n'est qu'à observer ce qui se passe dans la société avec le S.I.D.A. qui est devenu en quelques mois un fait social, médiateur pour une bonne part de la culpabilité sexuelle de la société, renvoyant à des critères sexuels de normalité. Cette maladie relève actuellement du même type de représentations que la syphilis à une autre époque, que les maladies sexuellement transmissibles (M.S.T.) dont elle est une des représentantes.

La médecine dresse ainsi des profils sexuels renvoyant au type de sexualité de l'individu. Il en est ainsi de l'épidémiologie (toujours au service de la prévention) concernant par exemple les cancers des organes sexuels : le cancer du col de l'utérus toucherait des femmes à sexualité précoce, aux rapports fréquents et multiples ; le cancer du sein concernerait des femmes à sexualité tardive ayant peu d'enfants et une ménopause précoce.

Il paraît évident qu'à ce niveau de représentations et d'interprétations de la maladie, la médecine a pris le relais du discours religieux. Il s'est vraisemblablement produit un déplacement du cercle magique entourant la sexualité, de l'Eglise vers la médecine.

La marque dans la chair y est toujours de l'ordre d'un rapport social ; on sait que celle-ci naît bien souvent de la morale. Le discours religieux évoque les fautes sexuelles, dénonçant ainsi l'objet de son contrôle. On peut se demander si la circoncision telle qu'elle est énoncée par le discours médical, n'est pas, elle aussi, la marque d'une certaine faute renvoyant à une forme contemporaine de contrôle de la sexualité par le système interprétatif biomédical.

A ce niveau, il n'y aurait pas, comme on le croit souvent, un transfert du sacré (le religieux) vers le profane (la médecine), mais simplement un transfert du sacré, de l'Eglise, vers la médecine.

Les discours des médecins sont particulièrement révélateurs des axes stratégiques de leur pratique. Ainsi en est-il de la circoncision.

Aux Etats-Unis, la systématisation de la pratique suscite un discours polémique intéressant : "*Je considère la circoncision comme une pratique aussi horriblement barbare que l'excision... ; si les Juifs, les Musulmans et quelques tribus d'Afrique veulent couper le prépuce de leurs enfants, c'est leur affaire, mais que l'on ne vienne pas tromper les médecins en leur mettant dans la tête que la circoncision est médicalement justifiée.*"[1]

Dans ce type de discours, la circoncision est associée à une mutilation sexuelle de l'ordre de la marque. Les médecins détracteurs évoquent le non-respect de l'intégrité corporelle que l'on fait subir aux enfants, dénonçant en même temps l'agressivité des adultes sur leur corps. Certains évoquent même spontanément un "rite par le sang" et une fonction rituelle. Dans cet ordre d'idée, un médecin interrogé associe sans le savoir deux pratiques aux fonctions parfois similaires ; c'est la circoncision et le perçage des oreilles qui font toutes deux partie d'un rituel initiatique. Cette pratique se retrouve dans certaines ethnies australiennes où l'on coupe

1. Scalpels, 1982

le lobe de l'oreille lors de l'initiation ; on sait aussi que percer les oreilles est dans certains pays d'Europe une pratique très fréquente sur les jeunes enfants.

Ainsi, le médecin abandonne bien souvent le terrain de la médecine pour tenir un tout autre discours. Des titres d'articles médicaux comme "Le dépouillement du pénis" ou "Le viol du phallus"[1] ne sont pas sans faire appel à une représentation du sexe de l'homme où la circoncision constitue une véritable castration. Pour les uns, elle menace l'homme dans sa virilité et sa normalité, pour les autres elle possède une fonction totalement inverse : renforcement de l'image du phallus et aussi de la fécondité. Lorsqu'elle est une pratique rituelle initiatique énoncée comme telle, elle possède probablement cette double fonction.

Les médecins font appel, bien souvent, à un champ beaucoup plus symbolique que le champ scientifique ; ils montrent que la circoncision trouve aussi une certaine place dans l'intemporel, au niveau du champ symbolique corporel.

2.4. LA CIRCONCISION DES PATIENTS

Dans notre société, tout le monde connaît la circoncision, même si celle-ci n'est pas toujours associée à un geste médical. Peu de gens en connaissent les motifs médicaux, mais celui qui est évoqué le plus souvent est le phimosis : le couple phimosis/circoncision fait largement partie des représentations ; il se superpose aussi, dans le public, au couple saleté/propreté.

Nombreuses sont les mères qui ne savent pas pour quelle raison leur enfant a été circoncis. Elles se posent bien souvent la question de l'intérêt pour le garçon qui ne semblait pas particulièrement gêné.

Les hommes quant à eux n'en savent pas beaucoup plus lorsque le geste a été pratiqué pendant leur enfance.

D'une manière générale, ce geste ne subit pas de grande controverse de la part du public : là s'exprime l'efficacité symbolique du discours médical qui n'est pas tant remis en

1. Morgan WKC, 1967, 1965.

question qu'on ne le croit. S'il l'est parfois sur le plan du discours, il l'est nettement moins au niveau de la pratique.

Il est étonnant de constater comment les patients subissent sans mot dire une pratique qui prend bien souvent pourtant dans les représentations une valeur de "mutilation sexuelle".

2.4.1. LA QUESTION DE L'HYGIENE

Lors des consultations des nouveau-nés, la question d'hygiène revient régulièrement, posée par les parents.

Certains parents demandent parfois s'il ne serait pas préférable de circoncire leur enfant pour faciliter la "petite toilette".

Quand les garçons plus grands sont amenés en consltation par leurs parents pour un problème d'hygiène sexuelle, celui-ci est le plus souvent construit de toute pièce par l'entourage.

Le problème sous-jacent est bien souvent la masturbation de l'enfant ou de l'adolescent qui est toujours renvoyée à quelque chose de sale. Elle est en effet à l'origine de rougeurs et d'infections : c'est ainsi qu'elle est le plus souvent présentée par l'entourage. Il est évident que la punition de la masturbation, outre la surdité notoire, est, bien entendu, la circoncision : "Si tu continues on te coupera le bout du zizi."

2.4.2. ANGOISSE DE CASTRATION

Un autre élément est particulièrement intéressant, ce sont les souvenirs douloureux et angoissants évoqués par les hommes, réactivant une angoisse de castration qui devient le lieu commun du discours chez les hommes : angoisse au réveil liée à la localisation de la douleur et à la non-visualisation du sexe caché par un pansement sanguignolant ;

angoisse liée à la peur de subir le même sort que son frère, et en même temps, satisfaction de ne pas être à sa place.

Cette angoisse de castration est aussi celle des mères. Certaines ont une peur irraisonnée de la maladresse du chirurgien. Une femme dit s'être réveillée la nuit en hurlant : "Ne lui coupez pas !"

2.4.3. AGE DE LA CIRCONCISION

Il existe une certaine périodicité quant à l'âge où est pratiquée la circoncision.

Celle-ci tend à se superposer à des périodes clefs de la vie de l'individu qui s'inscrivent parfois dans un contexte de mutation et de trouble identitaire. Par ailleurs, si la circoncision se superpose souvent à l'entrée dans un nouvel établissement scolaire, elle se superpose aussi à la visite médicale qui lui correspond le plus souvent, que ce soit à l'entrée à l'école primaire (6 ans) qui nécessite un carnet de vaccinations à jour, que ce soit à l'entrée au lycée (11/13 ans), ou bien à la faculté, ou encore l'incorporation du jeune appelé vers 21 ans.

La circoncision n'est pas toujours le fait de ces visites médicales scolaires obligatoires, mais il n'empêche que nombreux sont les hommes se souvenant avoir baissé leur slip devant le médecin scolaire.

On s'aperçoit ainsi que la prévention médicale concernant les jeunes enfants et les adolescents intervient à des périodes clefs, des "passages" de la vie de l'individu.

Tout est là pour dénoncer le champ initiatique de la circoncision médicale largement renforcé par les visites médicales très ritualisées donnant lieu à des mensurations et des vaccins qui sont à eux seuls de véritables pratiques rituelles (reconnaissance sociale, intégration possible à la scolarité).

2.5. LA CIRCONCISION CHEZ LE JEUNE GARCON

Par sa fréquence et l'âge où elle intervient, la circoncision du jeune enfant possède une signification toute particulière. Elle n'est pas une spécificité de notre société puisque l'on sait qu'elle est pratiquée chez les Musulmans (même si l'âge de la circoncision y est très variable) et chez les Juifs au huitième jour. Elle est le fait du médecin, mais aussi des parents. Dès le début de sa vie, le garçon a déjà son sexe entre les mains des adultes. Cela ne touche que très peu le sexe de la petite fille dont peu de médecins et de parents se soucient jusqu'à la puberté. Ce geste chez le jeune garçon fait appel à plusieurs champs interprétatifs qui sont étroitement liés les uns aux autres.

Ils concernent l'agressivité de l'adulte sur le jeune enfant, étroitement liée à la castration et à l'inceste, castration et inceste étant étroitement tributaires l'un de l'autre. Ils font souvent appel aussi à la représentation du sexe de l'homme comme phallus.

Il est de l'ordre de la marque collective renvoyant d'une certaine manière à l'identité culturelle. Bien souvent, l'infection créée par la mauvaise hygiène sexuelle est désignée comme une sanction résultant directement de la transgression d'un interdit. Tout comme pour le S.I.D.A., l'individu est puni d'une négligence (hygiène) ou d'un excès (masturbation), mais toujours d'une inconduite : "*On lui faisait confiance, mais ce n'est plus possible docteur. Que pensez-vous, ce serait mieux qu'il soit circoncis pour l'hygiène...*"

Il est ici essentiellement question d'hygiène sexuelle. Le phimosis qui en est un des motifs essentiels (interprétation biomédicale), possède bien comme représentation principale la "maladie-punition" :

Cette fois la maladie est appréciée comme la conséquence nécessaire de ce que l'individu et le groupe social ont eux-mêmes provoqué. L'individu est puni d'une inconduite, c'est-à-dire d'une faute qui concerne l'ordre social.

Cette appréhension qui nous est si familière, nous la devons essentiellement à la conduite chrétienne, qui a littéralement imprégné les comportements médicaux, même si ces derniers se sont laïcisés et en apparence émancipés du religieux.

La maladie (dans le cas présent le phimosis) est la conséquence d'une transgression collective des règles sociales, exigeant la réparation ; c'est-à-dire une action de resocialisation, sans qu'il y ait intériorisation individuelle de la faute, et encore moins notion de culpabilité[1].

Il n'est point à douter que la faute dont il s'agit, l'hygiène sexuelle non respectée, est bien l'inceste. Autrefois, c'était les "débiles mentaux" issus de mariages consanguins qui la matérialisaient. Aujourd'hui, comme autrefois, la sexualité de l'enfant est déstabilisante.

Si l'enfant se masturbe, c'est bien qu'il possède des désirs sexuels. Il est évident que les seules personnes qui puissent être objet de désir pour lui se situent au sein même de sa famille ; sa mère ou ses sœurs (l'inceste frère-sœur cache bien souvent un inceste fils-mère). Le désir de castration du père, car c'est bien du père qu'il s'agit (le médecin prend, à ce niveau, bien souvent la place du père), est probablement lié aux désirs incestueux sur la mère, mais aussi sur les sœurs. L'agressivité du père sur le fils dans sa lutte contre la relation incestueuse est une vraie nécessité sociale : la société a besoin pour subsister que la famille s'ouvre vers l'extérieur, c'est ainsi que C. Levi Strauss lie l'échange des femmes à l'interdit de l'inceste.

Nombreux sont les mythes qui renvoient à cette association circoncision/inceste, couple castration symbolique et inceste.

Le mythe luba nous montre comment la blessure au sexe n'est que le modèle mythique de la circoncision.

Un mythe bushongo narre comment le héros mythique, Woot, pratiquant dans la première partie de sa vie l'inceste avec sa sœur, fuit brusquement son pays avec ses enfants et s'allie avec des femmes dans une autre région. Enivré par le

1. Laplantine F., 1986.

vin de palme, il roule par terre et découvre son sexe. Ses deux fils se moquent de son sexe découvert. Woot châtre ses deux fils (on ne sait pas s'il y a eu une circoncision) qui apprennent ainsi à se couper de leurs sœurs.

Si la circoncision n'est pas mentionnée comme telle dans ces deux mythes, ils associent tous deux, relation incestueuse et mutilation sexuelle.

Aux Nouvelles-Hébrides, un récit veut qu'une sœur en coupant les fruits d'un arbre, laisse tomber le bambou taillé dont elle se sert qui sectionne dans sa chute le prépuce de son frère resté au-dessous de l'arbre. Remis de sa blessure, celui-ci a des rapports avec une autre femme qui trouve cela si bon que toutes les autres femmes exigent aussitôt de leur conjoint la même chirurgie.

Ici, la circoncision symbolique permet d'éviter la relation incestueuse. Ce mythe est similaire à celui évoqué antérieurement chez les Ndembus.

Certaines pratiques coutumières fournissent des matériaux similaires : chez les Aruntas la sœur du circoncis garde le prépuce de son frère, le fait sécher et le porte suspendu à son cou. On peut se demander si ce n'est pas pour elle la preuve matérielle pour affirmer son affranchissement à l'égard de l'inceste et sa disponibilité au mariage exogame.

Ces divers mythes montrent que la circoncision n'est pas toujours le fait du père. D'ailleurs, dans la mythologie grecque aussi, la castration n'est pas toujours celle du fils par le père, mais celle du fils par lui-même (avant de commettre l'inceste : El, Agdistis, Attis) ou du père par le fils (El, Kronos). L'inceste ne précède pas toujours la castration, il la suit (le sexe tranché d'Agdistis fécondant la terre, celui d'Ouranos fécondant l'Océan). La dévoration n'est pas celle du père par le fils, mais du fils par la mère. Le meurtre n'est pas toujours celui du père par le fils, mais du fils par la mère[1].

Les matériaux proposés par notre société sont quelque peu semblables. Ils renvoient à des formes séquentielles toutes aussi variées. Les mères, à la décharge des pères castrateurs, tiennent bien souvent le même type de discours : ne sont-elles pas les premières à aborder en consultation les

1. Walter J.-J., 1977.

mesures d'hygiène concernant le sexe de leur garçon ? Elles sont bien les premières à pratiquer le décalottage.

Outre la relation incestueuse que ce type de pratique maternelle tend à mettre en évidence, elle pose aussi le problème de l'agressivité et de l'ambivalence des mères (tout autant que celle des pères d'ailleurs). Ce fait sera plus amplement abordé avec l'interruption volontaire de grossesse. Mais on peut d'ores et déjà signaler que si l'on parle plutôt d'agressivité du père en terme de castration, on oublie bien souvent celle de la mère qui se situe plus du côté de l'anthropophagie ; c'est ainsi que G. Roheim interprète l'hyperprotectionnisme des mères occidentales qu'il associe au cannibalisme parental des Australiens.

Ce sont les maternités qui fournissent les matériaux les plus intéressants concernant la circoncision du jeune enfant.

En effet, dès sa naissance l'enfant est séparé de sa mère et devient l'objet d'une série de manipulations visant à vérifier le bon fonctionnement de son petit corps. Outre les sondes qui lui sont passées dans chaque orifice, le petit garçon se voit décalotté : "*Quand j'étais en néonatalogie, on nous demandait de décalotter tous les gamins le matin à la toilette. Tu penses des prématurés en couveuse... la taille du machin !*"

Une chose est sûre, c'est que l'on a besoin de reconnaître tout de suite le sexe de l'enfant, et lorsque c'est un garçon, son bon fonctionnement. Il est bien évident que la sexualisation dont a besoin le corps de l'homme ne passe pas par sa seule représentation aux autres, ni par la personnalité que la société lui forge, mais qu'elle a besoin parfois d'être renforcée par une marque rendant toute transformation ultérieure impossible. La circoncision comme phallicisation du sexe en est une expression.

Pourquoi d'avantage un bout de pénis plutôt qu'un autre bout de peau ? L'espace local est ici l'espace causal, et le corps de l'enfant dans notre société, comme partout, est une surface sur laquelle s'apaise une bonne part des tensions et des angoisses de la collectivité.

Il est intéressant de noter à ce propos que ce geste a commencé à prendre de l'ampleur dans notre société, depuis environ une cinquantaine d'années, à l'apogée de l'ère industrielle. S'il est difficile d'établir un lien entre circoncision médicale et industrialisation, on peut se demander quand même si à un moment la société industrielle contemporaine n'a pas permis par sa structure même la réémergence d'un tel objet. Il est vrai que dans la société industrielle essentiellement dominée par une logique masculine de production, le sexe de l'homme prend une place particulièrement importante.

La circoncision du jeune enfant pourrait bien être la projection de ce fantasme phallique ; elle possèderait aussi une forte valeur rituelle initiatique. Certains discours sont particulièrement révélateurs de ce type de représentations renvoyant le sexe de l'homme à une image phallique associant esthétique et virilité. La circoncision est bien là pour rendre le sexe "plus beau" et "plus net" comme l'expriment de nombreux américains dans le "Rapport Hite" sur les hommes.

Il paraît important de s'attarder sur rôle que l'homme peut jouer dans cette pratique à l'âge où elle intervient. En effet, c'est bien l'homme, en tant que père symbolique (le médecin), qui donne naissance à l'enfant. C'est lui aussi qui marque le sexe du garçon. La circoncision médicale du nouveau-né, telle qu'elle est pratiquée en France, et surtout aux Etats-Unis à la sortie des maternités, constitue bien une marque indélébile sur le corps de l'enfant telle une marque de reconnaissance culturelle : un homme américain pensait que tous les américains naissaient avec un sexe circoncis jusqu'au jour où il a rencontré un homme dont le gland était couvert.

Cette stratégie d'identité collective évoquée pour la circoncision médicale n'est pas nouvelle. Elle rappelle la pratique juive de ce même geste et les textes d'où cette pratique se trouve issue : l'Ecriture la considère comme un signe distinguant le peuple juif des autres nations ou comme un symbole de purification. Le roi David disait : "*Même au bain, quoique n'ayant sur moi aucun objet de culte, quoique empêché par la vulgarité du lieu de penser à la Sainte Loi, je garde sur moi la marque de l'alliance.*" Dans la législation cultuelle juive, l'obligation de circoncire le fils revient au père de l'enfant. La circoncision juive est un moyen d'intégration à la communauté, comme marque effectuée par le père, telle une naissance sociale qui se superpose à la naissance réelle donnée par la mère.

Cette fonction est aussi celle de la circoncision proposée par les Musulmans, bien qu'elle y soit pratiquée à des âges très variables selon les régions et les époques. Elle rallie les hommes de la communauté (La Umma). Ce sens est double puisqu'elle n'est jamais pratiquée le huitième jour pour se différencier des Juifs.

Cette stratégie de l'alliance et du besoin d'affirmation d'une identité ethnique (et pourquoi pas de classe comme c'est le cas dans certaines ethnies) est étroitement liée au besoin de gestion de la reproduction par les hommes qui doivent être, eux aussi, producteurs de leur descendance, et qui s'efforcent par l'initiation de produire eux-mêmes leurs propres hommes. C'est l'interprétation que donne A. Alland d'une pratique concernant la fabrication par les femmes de l'épouvantail pour l'initiation masculine chez les Baruyas :

La fabrication de cet épouvantail, si elle tourne en ridicule l'initiation masculine, n'en signifie pas moins clairement que les femmes, quand elles essayent de produire des hommes, ne font que des épouvantails. Le caractère public de cette fabrication s'oppose à celui, privé, de la reproduction biologique. La reproduction produit en privé des bébés vivants tandis que l'échec féminin en matière de reproduction sociale apparaît au grand jour ; les femmes ne sont pas capables de produire des vrais hommes[1].

Dans notre société, on peut se demander si la circoncision ne relève pas, sous une forme différente, des mêmes processus de structuration. Ainsi, elle pourrait être une marque de la société occidentale sur ses hommes, les intégrant à la communauté assez large constituée par l'aire culturelle occidentale. Elle serait une façon pour les hommes de se réapproprier la naissance de leurs fils. Elle s'intégrerait alors dans le processus de filiation et d'identité.

Cette fonction trouverait une confirmation dans l'équivalence souvent citée entre "rite de naissance" et "rite de circoncision". C'est le cas de la section du cordon ombilical qui concerne le médecin ou la sage-femme (représentative du corps médical), et c'est maintenant le père qui en est le plus souvent l'auteur, acte symbolique important qui sépare

---

1. A. Alland, 1985.

l'enfant de sa mère permettant à l'homme de se l'approprier en lui donnant un nom. Dans une perspective comparatiste, on peut se demander si ce n'est pas pour cette raison que le prépuce, dans de nombreuses sociétés, possède parfois la même destinée que le cordon ombilical. Ils sont tous deux enterrés. Cet exemple se retrouve en Afrique noire, mais aussi dans l'Islam. Au Maroc par exemple, le cordon est enterré sous le seuil de la porte ou bien desséché et utilisé en médecine traditionnelle. Le même sort est réservé au prépuce lors de la circoncision. L'équivalence symbolique est frappante. Dans ce même pays, il existe, comme dans de nombreuses autres sociétés, une équivalence entre circoncision, naissance et mariage, autant au niveau de l'utilisation de l'espace corporel du rite que de la chronologie dans le temps des divers éléments composant le rite.

Ce qui est particulier à notre société, c'est que la circoncision médicale se développe aussi à une époque de notre histoire où le Baptême, rite d'intégration à la communauté et rite de filiation, perd de l'importance. On peut alors se demander si la circoncision médicale ne prendrait pas le relais d'un rite religieux, offrant un transfert de ritualité sur le médical, avec glissement de l'efficacité symbolique d'un tel rite sur un plan corporel.

2.6. LA CIRCONCISION A L'ADOLESCENCE

Il existe un pic des consultations pour pathologie de la verge, à l'adolescence, qui mérite que l'on s'y attarde un peu. Cela d'autant plus que la circoncision de cette tranche d'âge concerne de nombreuses sociétés traditionnelles. Dans ce type de sociétés, si la circoncision n'est pas directement liée à la puberté physique, elle prend quand même corps autour de celle-ci. C'est bien elle qui lui donne une partie de son sens en la renvoyant à une initiation sexuelle.

Dans notre société, le sens de la puberté physique se trouve réaffirmé par la notion sociale de puberté définie à cette époque de la vie de l'individu. Elle est étroitement liée à l'adolescence qui ne semble pas être un fait spécifique aux sociétés industrielles puisque, partout, elle fait l'objet d'une initiation. Qui plus est, notre société propose une redécouverte sauvage de ces rites par les groupes marginaux. C'est dans ce contexte que la circoncision pratiquée à cette période prend une grande partie de son sens. Il est nécessaire de signaler la constance avec laquelle toutes les sociétés ont pris soin d'encadrer ce parcours de l'adolescence, au point parfois de le réduire à une simple cérémonie comme c'est le cas dans certaines sociétés.

Les rites de cette époque de la vie sont, de toute évidence, une réponse aux problèmes auxquels les adolescents sont confrontés. Ils constituent une réponse qui se veut structurante et organisante. Ils luttent contre la désorganisation individuelle (demande implicite ou explicite des adolescents) et sociale.

Il est probable que l'ère préindustrielle répondait d'une certaine manière aux besoins des adolescents par des rites bien définis, codifiés dans le temps et dans l'espace, autant pour les filles que pour les garçons : hivers chez la couturière pour les filles, entrée en apprentissage pour les garçons, "première communion" correspondant à l'âge de "la formation". La valeur initiatique de cette dernière pratique était renforcée par l'importance des cadeaux particulièrement bien sexualisés : objets en rapport avec une certaine mobilité pour les garçons (vélo, montre), en opposition avec des attributs symboliques de leur nouvelle condition pour les filles (trousse de toilette, bijou).

Ces pratiques du monde rural français d'il y a 50 ans montrent que la société était assez fortement structurée avec des rituels parfois agissant dans et sur le corps. L'intégration dans le monde des adultes y était-elle réussie ?

Il est difficile de répondre à cette question. Par contre, il est possible d'affirmer que l'industrialisation récente a été à l'origine de la destructuration des représentations du monde rural d'autrefois et des rites initiatiques qu'elles produisaient.

Notre société essaye vraisemblablement de pourvoir à ce manque en créant d'autres types d'initiations aux modalités différentes. En effet, il n'existe pas d'uniformité en matière d'initiation : tout individu ne vit pas les mêmes rites et le même type d'initiation. Cette multiplication des rites, non codifiés et non reconnus comme tels, reflète une certaine destabilisation de la société occidentale contemporaine qui pousse les individus et les sous-groupes comme les adolescents à inventer d'autres rites qui leur sont propres.

On peut donc se demander si la circoncision, lorsqu'elle intervient à cette période de la vie, ne fait pas partie de ces nouveaux rituels individuels, à moins qu'elle ne soit un rite propre à notre société qui lui donne son adhésion collective.

De nombreuses conduites d'adolescents prennent la forme de rites avec atteintes corporelles : toxicomanie, tatouages, cicatrices, mais aussi tentatives de suicide, anorexie mentale, fugues ; la circoncision pourrait bien s'inscrire dans ce contexte.

Quoi qu'il en soit, si les rites initiatiques peuvent être encore organisés par l'ensemble social (service militaire, visites médicales scolaires), ils peuvent également apparaître fortuitement, chaque fois réinventés par des microgroupes sous des aspects polymorphes.

En fait, notre société montre que l'initiation existe, ou peut exister pour chacun et partout, même si elle ne prend pas une forme codifiée. Elle reste dominée par des constantes universelles : souci des adultes de contrôler les adolescents, soumission de ces derniers, violence des épreuves et importance donnée au corps de l'adolescent. Il n'est qu'à rappeler l'école obligatoire jusqu'à 16 ans, la dépendance juridique et financière, la majorité à 18 ans, l'agressivité des adultes sur les enfants et les adolescents sous toutes ses formes (viol, enfants battus, et secondairement I.V.G. et contraception), et la circoncision qui montre encore l'importance donnée au corps et à la sexualisation de l'adolescent.

La circoncision pourrait bien faire partie du discours social sur la problématique de l'adolescence dans notre société. Elle possèderait alors une fonction initiatique comme dans d'autres sociétés, permettant la régulation d'un certain nombre de conflits de cette période de la vie.

Mais encore, la sexualisation de ce rite montre que la ritualité génitale n'est pas absente des représentations et que, pourquoi pas, le discours médical est devenu un nouveau rituel. L'analyse des pratiques sociales aide à l'affirmation de cette dernière remarque. L'accession à la vie active d'adulte autonome se trouve de plus en plus repoussée dans le temps avec la longueur des études. Devenir adulte est donc de plus en plus difficile, et il est souvent probable que même l'identité professionnelle la plus sexualisée ne suffise pas à affirmer l'identité sexuelle des hommes.

Si la nature marque d'elle-même les filles, ce n'est pas le cas pour les garçons. Ainsi, on peut se demander si la circoncision, dans notre société, ne serait pas l'équivalent masculin des premières règles, comme le suggèrent certains mythes australiens connus des Adjamatanas (Australie du Sud) où la première circoncision est l'œuvre d'un ancêtre totémique : le "jurijurila", un oiseau mi-humain. Celui-ci lança un jour un boomerang qui, en revenant sur lui, le circoncit et pénétra dans la vulve de ses épouses, les coupant et les faisant saigner.

Par ailleurs, la resexualisation du corps, d'une façon comme d'une autre, s'avère indispensable dans notre société où la similitude de sexe ne s'arrête pas à l'esthétique mais au politique, au social et au civique, même si cette similitude est toute relative. L'homme de notre société subit sans aucun doute une importante destructuration de son identité sexuelle, et il est évident qu'il lui est nécessaire de recourir à des rites qui le resexualisent. La circoncision intervient à ce niveau, même si, comme inscription génitale, elle n'est pas forcément connue de tous, car les discours des uns et des autres montrent qu'elle possède une réelle efficacité symbolique.

Ce geste représente toujours une réelle ouverture sur le monde fantasmatique[1]. Il illustre l'importance de la réponse culturelle qui lui est accordée dans toute société, y compris la nôtre. Il s'agit ici d'inscrire sur le corps la marque purement symbolique d'un rapport culturel d'opposition et de complémentarité. La marque est réelle, mais sa finalité est symbolique. D'ailleurs, la circoncision réactive chaque fois un mythe qui se trouve énoncé dans les divers discours proposés : mythe du phallus, mythe de l'androgynie originelle ; préoccupations individuelles et collectives.

1. S. Freud.

2.7. LA CIRCONCISION DE L'ADULTE

Elle concerne aussi les hommes jeunes d'une vingtaine d'années. La majorité des consultations de cette période sont dues à une brièveté du frein. Le risque de cette pathologie est une rupture du frein lors des rapports, ce qui reste un accident très rare. Elle est de toute façon très significative de l'intérêt porté à la verge à cet âge. Le geste chirurgical aboutit le plus souvent à un gland découvert : il est intéressant de remarquer que si la "Plastie de Duhamel", conservatrice du prépuce, est majoritaire par rapport à la "circoncision" avant l'âge de 18 ans, elle laisse ensuite la place à la circoncision.

On circoncit plus facilement les adultes que les enfants, chez qui le phallus prend une nouvelle importance ; comme si l'enfant était concerné par la marque et l'adulte par la phallicisation de son sexe. Chez l'adulte il s'agirait d'un rite de virilité, alors que chez l'enfant il s'agit d'un rite d'identité collective. Il ne faut pas non plus ignorer le fait que la circoncision de cet âge s'inscrit dans une période de "passage" entre l'enfance et l'âge adulte. Elle pourrait bien alors posséder une valeur de "rite de passage".

Il est à noter, à ce propos, que les éléments qui valident le statut d'adulte dans notre société sont aussi flous que ceux de la période de l'adolescence : dispersés dans le temps, différents d'un individu à un autre ; tant et si bien qu'il est difficile d'affirmer que tel événement de la vie est une forme d'initiation.

Cette difficulté constitue probablement une des surfaces d'émergence de la circoncision comme rite initiatique dans notre société, et à cette époque-là de la vie de l'individu.

Ce geste touche aussi des hommes d'âge mûr. Il traite une pathologie qui se résume à une sclérose progressive, avec l'âge et la multiplication des rapports, de l'anneau préputial. Cette pathologie est le kraurosis pénis.

On peut se demander si cette pathologie ne trouve pas ses origines dans un autre modèle interprétatif évoquant la nécessité pour les hommes de cet âge de se rassurer sur leur sexualité ou sur leur virilité. En effet, ce type de pratique intervient dans un contexte sociologique qui met les hommes de cet âge en position marginale dans la société (licenciement, retraite anticipée). Un des "champs d'émergence" de la circoncision chez l'individu de cet âge pourrait bien se situer à ce niveau.

2.8. CIRCONCISION ET AUTRES PRATIQUES SOCIALES

La tentative d'interprétation qui vient d'être proposée montre à quel point il est nécessaire de situer ce geste au sein des autres pratiques sociales qui touchent la vie de l'individu à des moments précis de son existence, le renvoyant à des problématiques sur son sexe et sur son corps.

2.9. CIRCONCISION ET SERVICE MILITAIRE

Il a déjà été question de cette pratique sociale bien connue que constitue le service militaire. Autrefois un homme devenait adulte lorsqu'il avait fait son service militaire : "*Maintenant tu es un homme.*" De nos jours, il est apte à la vie professionnelle lorsqu'il "est dégagé de ses obligations militaires".

Cette nouvelle terminologie montre les modifications de représentations au sujet du service militaire qui ne constitue plus le même type d'initiation dans la société contemporaine. Il n'en est pas moins un passage obligé pour l'homme, qui, s'il ne fait plus de lui un homme, le rend apte à la vie professionnelle.

Cette pratique propose des matériaux séquentiels tout à fait similaires à ceux proposés par A. Van Gennep et G. Callame Griaule :

La réclusion y est de rigueur. Comme pour les Dogons et bien d'autres ethnies, à la suite de leur réclusion tout est permis aux appelés qui bénéficient de l'indulgence du public.

Chez les Dogons, les Masaïs et les Kukuyus du Kenya, les nouveaux initiés ont le droit de violer les vieilles femmes qu'ils rencontrent et de les tuer ensuite.

Ceci n'est pas sans rappeler le même type de pratiques, marginales bien sûr, qui survient parfois dans notre société. A noter la valeur initiatique que possède le viol dans ce contexte. Dans le même ordre d'idée, ce "rite de passage" est aussi utilisé par les appelés pour des rites qui leur sont propres : usage légal de la violence par l'initiation aux armes, port de l'uniforme guérissant de toute culpabilité...

La visite médicale des "trois jours" fournit des matériaux essentiels. L'examen du sexe de l'appelé y est pratiqué, comme à l'école. A ce niveau on retrouve la visée hygiénique de la circoncision qui n'est peut-être pas sans relation avec l'importance de l'hygiène collective au cours du service militaire. En effet, l'hygiène est théoriquement de rigueur à l'armée : on coupe les cheveux, alors pourquoi pas le prépuce. Il faut relever à cette occasion l'association circoncision et coupe de cheveux : au Maghreb, et notamment au Maroc, le circonciseur est aussi le coiffeur qui coupe les cheveux du jeune garçon avant la cérémonie. Il est bien évident que couper les cheveux est aussi une façon de masculiniser les garçons. On doit noter aussi l'importance des cheveux dans la mode.

2.10. CIRCONCISION ET HOMOSEXUALITE

Parfois les rites entourant la puberté se trouvent associés à la pratique transitoire de l'homosexualité. Les Baruyas, par exemple, associent circoncision et homosexualité dans une série de pratiques initiatiques dont les fins visent à renforcer la virilité des hommes.

Les Baruyas ne sont pas les seuls à user de l'homosexualité, bien que, chez eux, elle soit reconnue et revendiquée comme telle, ce qui n'est pas partout le cas.

Ainsi le Maghreb propose des matériaux un peu similaires. L'homosexualité coutumière avant le mariage ne fait de doute pour personne bien qu'elle ne soit pas étalée au grand jour. Les pratiques homosexuelles s'y font en couple ou bien collectivement :

Quand je retournais dans le village, les enfants m'emmenaient derrière le terrain de foot, et ils avaient l'habitude de s'y masturber, et de faire des choses entre eux... C'était en cachette mais tout le monde le savait.

Vraisemblablement, ces pratiques ont pour fonction l'initiation à la relation sexuelle. Elles sont une initiation à la sexualité et au mariage.

L'homosexualité courante à l'adolescence intervient de la même façon. Elle prend parfois l'allure d'une épreuve dont le jeune garçon sort "dans la bonne voie" avec une identité sexuelle bien déterminée. Dans certaines initiations, elles est associée à la circoncision. Il en est ainsi de celle proposée par les Baryuas qui s'attachent à la fabrication de "big men". Cette dernière démarche ne leur est pas spécifique : en Occident, l'homosexualité associe largement musculature et développement du sexe ; il suffit de lire les revues "gay" ou "off" qui proposent des photographies d'hommes à la virilité fort impressionnante. Ces revues permettent de comprendre que l'homosexualité se situe sur deux plans qui paraissent essentiels :

- le plan initiatique dans la mesure où la relation homosexuelle est la première relation sexuelle ;
- le plan de la virilité par l'importance que prend le sexe du partenaire dont les représentations renvoient toujours à une stature impressionnante.

C'est dans ce type de revues que l'on découvre des "super calibres" et des "ajouts" en matière imitant la peau que l'on adapte sur le pénis. Voilà qui doit permettre d'éviter une circoncision à certains.

2.11. *CIRCONCISION ET MARIAGE*

Il semble nécessaire aussi de replacer ce geste dans la problématique du mariage. En effet, mariage et circoncision sont toujours étroitement liés dans les sociétés traditionnelles : aucune femme africaine n'épouserait un homme incirconcis, l'idée les fait particulièrement rire. A l'inverse, il est totalement impossible à un homme de ces sociétés de se marier sans être circoncis. Ceci est tantôt de l'ordre de la mythologie, tantôt de l'ordre de la coutume, tantôt de l'ordre de la Loi. Notre culture n'est pas en marge de ce type de représentations. La Bible montre très explicitement l'importance de la circoncision comme Alliance avec Dieu ayant pour finalité le mariage, à commencer par l'histoire d'Adam qui, circoncis symboliquement (extraction de la côte), devient un homme et peut ainsi avoir des relations sexuelles avec une femme.

La Bible propose deux autres types de circoncisions encore plus démonstratives : celles d'Abraham et de Moïse qui ont pour signification, elles aussi, l'Alliance avec Dieu, et pour conséquence le mariage. Un certain espace commun du mariage et de la circoncision est aussi révélé par ce chant marocain récité avant la circoncision du jeune garçon dans certaines régions : "*Tu débutes en circoncision et tu finis en mariage, et toujours ton cheval hennit dans la forêt. Tu débutes en circoncision et tu finis en jeunesse, et ton cheval hennit parmi les célibataires. Qu'on appelle vite sa mère qu'on appelle vite sa tante, qu'elles viennent vite jeter de l'argent sur la verge procréatrice.*"

En Arabie Centrale et en Egypte l'homme est circoncis le lendemain de son mariage, la femme recevant le sang de la circoncision sur sa chemise de noce.

On peut se demander, à ce niveau, s'il n'y aurait pas une équivalence symbolique entre le prépuce et l'hymen de la jeune fille : la mère d'un garçon circoncis par les médecins évoque cette équivalence symbolique, "c'est la même chose que l'hymen".

Il faut ajouter à cela que le discours sur l'hymen renvoie directement à la domination de l'homme sur la femme que désigne aussi la pratique selon laquelle la virginité de la jeune fille doit être prouvée par des traces de sang lors de la consommation du mariage. Cette pratique courante est particulièrement révélatrice du contrôle de la sexualité des femmes par la société.

Une mère évoque ainsi la circoncision de son garçon : "C'est la même chose que la rupture de l'hymen, quand il fera l'amour pour la première fois il sera en supériorité... (la circoncision) c'est encore donner des avantages aux garçons."

Dans la coutume, il existe partout une étroite similitude entre rites de mariage et rites de circoncision, comme d'ailleurs entre rites de naissance et rites de circoncision. Les espaces corporels concernés, qui y sont différents, montrent bien les motifs respectifs : l'espace corporel de la naissance est le cordon, celui de la circoncision le prépuce, celui du mariage le prépuce et l'hymen. Prépuce et cordon possèdent parfois le même sort. Il semble que la circoncision, telle qu'elle est pratiquée en France, pourrait bien constituer un rite d'initiation au mariage quand elle intervient à cette période de la vie de l'individu en rapport avec les représentations contemporaines du mariage : celui-ci semblait perdre de ses fonctions sociales mais on assiste récemment à sa réapparition chez des adultes assez jeunes.

Ce couple mariage/circoncision s'avère d'autant plus pertinent que le mariage y est bien souvent lié au désir d'enfant et que la circoncision, y compris dans le système interprétatif occidental, est étroitement liée à l'image de la fécondité. Beaucoup d'auteurs contemporains prétendent encore que les peuples circoncis sont plus féconds que les autres.

Le prépuce prend, dans certaines sociétés, une valeur particulière avec ce type de représentations : dans certaines régions du Maroc, il est particulièrement prisé comme médicament car il est une croyance selon laquelle une femme stérile peut sortir de son affliction en mangeant un prépuce fraîchement coupé ; il est conseillé aux femmes qui n'ont accouché que de filles de manger un prépuce pour donner naissance à un garçon. Dans ce système interprétatif, non seulement l'homme ne peut être stérile, mais son sexe présente en plus des vertus thérapeutiques pour les femmes.

Certaines pratiques chez les Aruntas relèvent de ce même type de représentations : le prépuce est conservé sur l'arbre "nanja", centre totémique d'où s'échappe les âmes qui vont dans les femmes se soumettre à une nouvelle conception.

L'Ancien Testament nous livre les mêmes matériaux : la circoncision redonne à Abraham sa vigueur en le guérissant de son impuissance et redonne sa fécondité à Sarah.

En fait, fécondité et virilité sont toujours très étroitement liées dans les représentations concernant le sexe de l'homme, que ce lien soit révélé par les discours ou les mythes. La ritualité corporelle attache ainsi un intérêt considérable à l'allure du pénis révélant par là que sa mise en représentation domine sur sa fonction biologique qui n'est aucunement remise en question tant et si bien que l'ablation du prépuce "soutient une image très forte d'érection du pénis" qui suffit semble-t-il à son efficacité biologique. C'est dans cette perspective que la circoncision doit être envisagée, comme rite phallique et rite de fertilité.

Le paradoxe du culte rendu par les Egyptiens à Osiris, rare culte masculin de fertilité, est assez significatif : la fertilité de l'homme n'y est aucunement remise en question, ni par le morcellement, ni par l'amputation dont il a été victime ; le rite d'Osiris n'est rien d'autre qu'un culte phallique.

Les représentations de notre société sont identiques. Le couple d'oppositions fertilité/stérilité est bien souvent absent des représentations masculines. C'est ainsi que la stérilité masculine n'intervient que depuis peu dans la stérilité de couple. Elle a été longtemps ignorée, montrant combien elle était absente des représentations, y compris des représentations biomédicales.

On est en droit de se demander si cette représentation nouvelle, battant en brêche la fertilité assurée de l'homme, n'est pas une des surfaces d'émergence de la circoncision, comme rite de fertilité, tout autant que le manque à gagner procuré de façon symbolique par le mariage absent de certaines représentations contemporaines.

2.12. CIRCONCISION ET ENSEIGNEMENT

Il paraît nécessaire, pour terminer, de s'attarder sur l'attitude de l'enseignant face à ce geste.

L'attitude positive, qui lui est propre, n'est pas sans relation avec la place que l'enseignant tient dans la société, celle-ci se rapprochant fortement du médecin. Les enseignants font là la preuve d'une certaine cohérence. Ils désignent leur rôle et leur fonction qui ne se limitent pas au seul enseignement, pas plus que le rôle et la fonction du médecin ne se limitent à une seule interprétation biomédicale.

La place de l'enseignant se situe au niveau de l'hygiène et de la sexualité. L'enseignement est aussi un enseignement à la vie et à la société. Le développement de l'éducation sexuelle dans les écoles, s'il est le révélateur de certains manques à ce niveau, désigne aussi les fonctions de l'enseignant centrées autour de l'apprentissage de la vie, bien que celui-ci soit malheureusement, essentiellement centré sur des mises en garde plus que sur un véritable apprentissage. C'est particulièrement vrai à propos de l'éducation sexuelle qui vise essentiellement à la prévention des risques de la vie sexuelle : M.S.T., naissances indésirées.

Elle met en place des interdits et des défenses plus qu'elle ne prescrit. C'est aussi de cette façon que fonctionne la pratique médicale.

Tout est là pour un contrôle de la sexualité des enfants par la société. Le phénomène est identique à celui produit par la pratique médicale en matière de sexualité. Il n'est donc pas étonnant que les pratiques hygiéistes et préventives du "corps médical" trouvent l'adhésion du "corps enseignant".

2.13. CIRCONCISION MEDICALE OU CIRCONCISION RITUELLE INITIATIQUE ?

Il a été fait appel à plusieurs reprises à l'histoire culturelle de l'aire de civilisation occidentale. Il est clair qu'une bonne part des pratiques sociales trouve ses fondements dans le mythe des origines proposé par la culture judéo-chrétienne.

Il semble bien que, même si la circoncision n'a jamais été une prescription rituelle à part entière dans notre culture, elle est pourtant bien une réactivation de certains mythes livrés par les Saintes Ecritures qui assument partout ailleurs la fonction de protecteur et de guide moral. Il est par deux fois question de la circoncision dans la culture chrétienne : celle d'Abraham, celle de Moïse et de son fils. Elles désignent toutes des fonctions qui sont largement évoquées par les personnes interrogées à propos de la circoncision. Celle d'Abraham désigne une Alliance. Elle évoque ainsi l'identité communautaire et la reconnaissance des siens. Elle renvoie directement à la problématique de filiation imposant une marque réelle sur le corps des garçons. Elle renvoie aussi à la fécondité de l'homme et de la femme, cette dernière étant étroitement liée à celle de son partenaire. Ces représentations mises en œuvre sont tout à fait similaires aux représentations des sociétés qui ont déjà été abordées. Si les Juifs ont adopté la circoncision au huitième jour, de façon régulière, elle a été rapidement abandonnée par la tradition chrétienne. L'Alliance avec Dieu a donc été rompue.

En réponse, le rappel de la circoncision de Moïse qui n'était pas circoncis. Ce geste sur Moïse met en place un autre champ de représentations. C'est celui évoquant le "passage" rendant nécessaire toute initiation : dans l'Exode, Moïse retourne en Egypte. C'est en chemin que le Seigneur l'aborde et cherche à le faire mourir. Cippora alors prend un silex, coupe le prépuce de son fils avec lequel elle lui touche les pieds en disant : "*Tu es pour moi un époux de sang* (Exode 4, 24-26)." Moïse effectue ici deux types de passages. L'un est matériel, celui d'un pays à un autre. L'autre est symbolique, celui de concubin à époux. La circoncision de Moïse renvoie donc directement à la structure rituelle évoquée par A. Van Gennep.

La circoncision est ici indispensable au mariage. D'ailleurs, il semblerait bien que chez les Sémites la circoncision ait été d'abord opérée au moment du mariage. Le mot Arabe "hatuma", tout comme le mot hébreux "chosan" met la circoncision en étroite relation avec le mariage. Selon certains auteurs, les arabes ne circoncisent pas le jeune garçon, mais lorsque ce dernier a atteint l'âge de prendre femme, l'opération est effectuée en présence de la jeune fille qu'il a l'intention d'épouser.

C'est aussi le MYTHE DE L'ANDROGYNE qui est mis en avant dans l'aire culturelle concernée ici. Ce mythe, déjà développé pour d'autres cultures, est particulièrement bien explicité dans la création de la femme qui se trouve étroitement liée à une circoncision symbolique, celle d'Adam. Elle est, bien entendu, la première circoncision proposée par l'Ancien Testament. Elle est d'autant plus intéressante qu'elle prend corps au moment de la création de l'homme et de la femme. Ce mythe est capital, car derrière se profilent les éléments et les mécanismes qui président à sa formation.

Voici comment Dieu créa l'homme :

Faisons l'homme à notre image, et selon notre ressemblance... Dieu créa l'homme à son image, à l'image de Dieu il le créa ; mâle et femelle il les créa. Dieu les bénit et Dieu leur dit : soyez féconds et prolifiques, remplissez la terre et dominez-la. Soumettez les poissons de la mer, les oiseaux et toute bête qui remue sur la terre ! Genèse 1, 26-28.

L'homme qui fut créé est homme et femme. Il ne devient homme que parce qu'on lui a enlevé la partie femme qui le constituait avant qu'il ne soit véritablement homme. La création de l'un et la création de l'autre sont donc interdépendantes sur le plan symbolique. Avant que d'être femme ou homme, l'individu est androgyne. Cette interprétation qui veut qu'Adam soit androgyne n'est pas spécifique à l'Ancien Testament. Elle apparaît aussi dans la lecture rabbinique, elle est retrouvée dans de nombreuses explications mythiques de la création de l'homme.

Pour ce qui est de notre culture, cette idée se retrouve dans "le banquet" de Platon où il est écrit, dans "L'origine de l'humanité actuelle" :

Je crois bien dit enfin Zeus après s'être bien fatigué à y réfléchir que je tiens un moyen de faire à la fois qu'il y ait des hommes, et que, étant devenus plus faibles, ils mettent un terme à leur insolence. A cette heure en effet, je m'en vais sectionner chacun en deux, et en même temps qu'ils seront plus faibles, en même temps ils seront pour nous d'un meilleur rapport, du fait que leur nombre en aura augmenté. En outre, ils marcheront sur leurs deux jambes en se tenant droit. Mais si à notre jugement leur impudence continue et qu'ils ne veuillent pas se tenir tranquilles, alors, conclut-il, je les couperai encore en deux..." Or quand la nature de l'homme eut ainsi été dédoublée, chaque moitié regrettant sa propre moitié s'accouplait à elle ; elles se passaient leur bras autour l'une de l'autre, elles s'enlaçaient mutuellement dans leur désir de se confondre en un seul être..."

Semblables perspectives se retrouvent également chez les Babyloniens. Dans les interprétations du philosophe Philon d'Alexandrie, la perception mythologique du premier être androgyne est encore perceptible.

Chez les Gnostiques en tous cas, elle est clairement formulée. Dans les légendes juives ainsi que dans les commentaires talmudiques, on retrouve également cette tradition du premier être androgyne. L'androgynie d'Adam est rompue, dans la tradition chrétienne, par l'ablation d'une de ses côtes. A ce titre-là, l'ablation de la côte d'Adam paraît être une véritable initiation, donnant à l'individu androgyne ou bisexué qu'est Adam, une identité sexuelle bien affirmée. L'initiation ôte de son corps la partie femelle, ce qui est souvent le cas des pratiques rituelles entourant l'initiation des adolescents.

Le récit de la Genèse ne raconterait pas l'histoire de la naissance d'Eve : derrière cette naissance se cacherait un rite de puberté tel que ceux proposés dans certaines sociétés. Dans l'Ancien Testament, cette initiation est suivie d'un accouplement ; elle y est donc étroitement liée. L'extraction de la côte d'Adam serait en fait une circoncision symbolique, avec un déplacement opéré par le texte du prépuce à la côte. La Genèse contiendrait les traits caractéristiques d'une vieille tradition orale consacrée à l'initiation du premier homme au moment de la puberté. Un élément renforce encore cette remarque : si les initiés, dans de nombreuses sociétés, changent de nom à la suite de leur initiation, il en est de même dans la Genèse où Adam donne le nom de "femme" à la nouvelle créature en se désignant lui-même par un nom nouveau, "homme". Il y a là une identité sexuelle différente et bien affirmée pour les deux individus.

Quant au Nouveau Testament, il fournit des matériaux essentiels à la réinterprétation contemporaine de la circoncision judéo-chrétienne. Celle-ci y devient un acte inutile à l'intégration dans la communauté. Le Baptême va la remplacer, et la Communion avec le Christ succédera à l'Alliance sanglante avec Dieu. On peut se demander par quels cheminements la communauté chrétienne a pu opérer cette substitution de rites. Le judaïsme pratique, trois jours après la circoncision du nouveau-né, un bain qui n'a pas cessé de prendre de l'importance tout au long du premier siècle. Il prend rapidement une importance toute aussi grande que la circoncision. La décision de ne procéder qu'au bain apparaît au second siècle, tout au moins dans la littérature. Le bain chrétien pourrait donc être un rite secondaire de la cérémonie de la circoncision prenant le pas sur le premier au point de l'anéantir. Il est à noter qu'une évolution semblable s'esquisse chez les Bambara où, sous l'influence islamique, la circoncision est appelée "ablution", comme si les bains pris par les garçons en réclusion prenaient le pas sur l'opération elle-même.

En Occident, le glissement de l'espace du rite renvoie au mode de pensée occidentale de la communauté chrétienne et à ses représentations. Le baptême dénonce un autre type de circoncision, c'est celle qui va au-delà du corps. C'est une circoncision spirituelle qui se généralise à tout le corps, mais surtout au désir en tant que pêché.

Cette circoncision symbolique renvoie au déplacement de la sexualité, du sexe vers le discours sur le sexe. En effet, la culture judéo-chrétienne est une culture du verbe : "Au commencement était le Verbe et le Verbe était avec Dieu." On retrouve à ce niveau une des surfaces d'émergence de nos représentations en matière de corps et d'intellectualisation du corps et de la sexualité : le corps se parle plus qu'il ne se vit.

Il ne faut pas s'y méprendre, le discours théologique reste véritablement castrateur : le Verbe mutile tout aussi bien les corps que les initiateurs des sociétés traditionnelles. En effet, le Baptême propose une disparition de toute référence au pénis qui est lourde de conséquences. Le père géniteur y perd une grande partie de son pouvoir et on assiste à un véritable transfert de la filiation du vrai père vers le père spirituel, le Saint-Esprit : les enfants appartiennent au Saint-Esprit.

C'est cette religion du père qui pourrait bien constituer un des champs de production de la circoncision qui serait alors une réactualisation d'un mythe concernant la filiation, redonnant au vrai père sa véritable fonction de production sociale d'enfants. Elle serait donc aussi un moyen de réappropriation de l'enfant par son père.

L'histoire, l'observation des faits et les différents discours donnent à la circoncision médicale une forte valeur rituelle renvoyant parfois à une forme contemporaine occidentale d'initiation pour certains individus.

A ce niveau, il y a la réactualisation d'un mythe centré sur deux éléments essentiels :

- l'identité masculine dominée par la virilité et la fécondité, projetant ce geste médical dans un culte phallique ;
- l'identité collective comme intégration au groupe dans une logique de filiation.

L'approche transculturelle montre par ailleurs que les matériaux culturels sont identiques dans toutes les sociétés qui ont été abordées. Seule leur expression diffère. En ce qui concerne la société occidentale, l'expression des matériaux culturels décryptés passe par l'interprétation biomédicale qui produit ce geste chirurgical. Il se dessine ici un élément important concernant le rite dans notre société, à savoir qu'il y possède une place, même s'il n'est pas reconnu comme tel. Il en a parfois toutes les fonctions quand cela devient nécessaire pour l'individu. Le rite propose une forme individuelle qui échappe le plus souvent aux acteurs et à la collectivité. L'initiation y est, à ce niveau, le fait de pratiques individuelles qui donnent lieu pourtant, d'une certaine manière, à une reconnaissance collective.

3. L'INTERRUPTION VOLONTAIRE DE GROSSESSE

3.1. I.V.G. ET AVORTEMENT

Bien qu'elle s'attache à l'enfant, l'I.V.G. n'en est pas moins une pratique concernant directement le sexe et le corps de la femme. Elle n'y laisse pas de trace réelle. De l'ordre de l'invisible, elle est aussi celui de l'indicible. Elle reste une affaire privée mettant directement en cause la génitalité. C'est une pratique féminine sous contrôle social et médical. De cette manière, elle s'intègre dans un processus global de gestion de la fécondité et de la sexualité par le corps social. Elle renvoie aux représentations contemporaines de maternité qui la font basculer dans un réseau de pratiques hautement symboliques mettant en jeu la fécondité, réactivant ainsi un certain nombre d'images et de mythes.

3.1.1. L'UNIVERSALITE DES PRATIQUES ABORTIVES

Les matériaux qu'elle met en place renvoient à son universalité qui est un bon reflet de l'"Universalité de la Culture humaine".

C'est G. Devereux qui, avec son travail sur l'avortement, a énoncé l'Universalité de la Culture humaine. La liste des ethnies sur lesquelles il a travaillé n'est pas exhaustive et montre à quel point cette pratique est répandue à travers le monde sous des formes et des modalités différentes.

Par ailleurs, on sait que les femmes d'Australie Centrale qui sont de très bonnes mères, peuvent manger leurs enfants[1] : un membre de la tribu Matuntara mentionna un lieu appelé Kunnanpiri (excréments d'oiseaux). Là s'y trouvaient des ossements d'enfants qui avaient été mangés par leur mère ; "*De nos jours l'habitude de manger les enfants devient fréquente, car il y a eu la sécheresse ces dernières années. Les enfants sont maigres, les mères ont faim.*" En revanche, selon l'ancienne coutume, seul un enfant sur deux aurait dû être mangé.

Une forme particulière d'avortement est proposée en Australie : elle consiste à provoquer l'avortement d'une femme enceinte afin d'en manger le fœtus. Une femme Ngali racontait que les ngali et les Yumu mangent leurs enfants et provoquent des avortements parce qu'ils ont "faim de chair" : ils font sortir l'enfant par la tête, puis ils brûlent le placenta, font rôtir l'enfant et le dévorent. Le petit fœtus est mangé par la mère, par les frères et les sœurs. Ces derniers deviennent ainsi plus robustes alors que leur mère le fait parce qu'elle a faim.

Pour les ethnies du Sud, la pratique est un peu différente : toute femme qui accouche tue son enfant qu'elle partage avec ses sœurs, lesquelles à leur tour tuent leurs propres enfants en rendant le don de chair. Certaines ethnies dévorent leurs enfants sans cérémonie. D'autres mangent un enfant sur deux en pensant doubler la force des survivants. Quoi qu'il en soit, en temps de disette, manger ses enfants est une chose courante en Australie comme cela a été le cas dans l'Europe du Moyen Age.

En Asie, chez les Ghiliaks, la coutume voulait que le père tue et mange le fils malformé[2]. Cette pratique évoque largement l'"avortement thérapeutique" de notre société. A n'en point douter, le "cannibalisme parental" renvoie à une certaine ambivalence des mères : association d'une agressivité sur l'enfant à un phénomène de réincorporation par amour.

Certaines pratiques des Thongas illustrent bien cette ambivalence : la mère qui a perdu une partie d'elle-même

---

1. G. Roheim
2. G. Carloni, D. Nobili, 1981

avec la naissance de l'enfant la réintrojecte sous forme d'un coq si c'est un garçon, d'une poule si c'est une fille. Les mères kaïan, à Bornéo, dans le même ordre d'idée, assèchent et conservent les membranes fœtales. En Silésie (Deschler) comme en Pays de Galles (Trevelyan), la mère doit avaler la première dent de lait qui tombe et ronger les premiers ongles de son enfant.

Le "cannibalisme parental" touche aussi les hommes. Il est parfois l'expression d'une agressivité dirigée sur le corps des femmes plus que sur celui des enfants : "*Un chef de la Baie Blanche préférait la chair du fœtus et, pour satisfaire ses goûts, pourchassaient les femmes enceintes.*"[1] Par ailleurs, ces données ethnographiques renvoient l'anthropophagie à un moyen de régulation des naissances qui, dans notre société, cautionne largement l'I.V.G..

Chez les Eskimos, l'infanticide préférentiel des filles ou la préférence pour l'enfant mâle est expliquée par des règles de division sexuelle du travail et de résidence matrimoniale ; seuls les mâles peuvent chasser, seuls les mâles pourront pourvoir aux besoins des parents âgés ; les filles sont un poids inutile qu'on ne peut se permettre[2].

On peut y ajouter l'infanticide lié au changement de partenaire, c'est le cas lorsqu'une femme tue l'enfant d'un père illégitime pour pouvoir en faire un au mari, comme chez les Chaggas[3].

Certaines sociétés traditionnelles mettent également en scènes des matériaux connus par la société occidentale, c'est l'acceptabilité toute relative d'une telle pratique : dans la société popo, l'avortement provoqué se traduirait par "détruire, abîmer la grossesse". Quant aux fausses couches dites "efu gin", "la grossesse tombe", elles semblent fréquentes mais traduisent dans la pensée traditionnelle un signe de mécontentement des divinités.

Par contre, on pratique aussi des avortements chez les femmes en gestation gravement malades. C'est encore le cas des avortements thérapeutiques proposés dans notre société. Dans ce cas, il s'agit de maladies graves menaçant la vie de la mère "source de nourriture de la société" : les parents de la

---

1. N.-C. Mathieu, 1985
2. N.-C. Mathieu
3. Gutmann, 1962

femme, en accord avec ceux du mari, soumettent le fœtus à une épreuve grâce aux pouvoirs du devin. Si le fœtus est désigné par l'oracle comme responsable de la situation, on procède à l'avortement pour sauver la mère. Ensuite, celle-ci est soumise à une contraception traditionnelle par bagues, cordelettes magiques ou encore renversement du placenta lors de sa mise en terre.

Les pratiques coutumières sont nombreuses à faire appel à ce type de matériaux. Il en est de même des mythes qui posent aussi le problème de l'ambivalence des parents, de leur agressivité sur les enfants. Ils mettent en place les relations de pouvoir des adultes sur les enfants et des hommes sur les femmes. Ils renvoient directement à la problématique de la filiation ainsi qu'au refus de paternité.

Il en va de même dans la mythologie grecque où meurtres et dévorations se succèdent.

Le cannibalisme parental semble y être l'expression essentielle, un des thèmes récurrent : Zeus échappa de justesse à la mort, il en fut de même pour Dionysos.

3.1.2. L'I.V.G. EN FRANCE

Qu'en est-il de l'ampleur de cette pratique en France ?

Depuis la loi du 17 janvier 1975 autorisant l'Interruption Volontaire de Grossesse sous certaines conditions, il semble que le taux d'I.V.G. ait très peu varié : le nombre d'I.V.G. pour cent naissances vivantes reste le même. Le slogan des années soixante : "un enfant si je veux, quand je veux" résume parfaitement le double but d'une bonne régulation qui permet d'éviter les naissances indésirées ainsi que celles survenant à un mauvais moment. Malgré la diffusion des méthodes de contraception plus efficaces, il est évident qu'une disparition totale des naissances non désirées est quasi impossible. D'une part, il n'existe pas de méthode contraceptive qui soit idéale, d'autre part, le recours à l'avortement est refusé par une forte proportion de femmes.

Les femmes avortent surtout entre 20 et 40 ans. Le nombre annuel d'avortements pour cent femmes passe de 0,2 à 15 ans à 2,0 à 20 ans. Il baisse ensuite progessivement jusqu'à 1,0 à 40 ans, plus rapidement ensuite.

La distribution du taux d'avortement est donc similaire à celle des taux de fécondité par âge, mais plus étalée. C'est aux âges où les avortements sont les plus rares (moins d'un avortement par an pour cent femmes de moins de 18 ans ou de plus de 40 ans) qu'ils présentent une plus forte proportion des grossesses. Chaque année, les femmes mariées de moins de 30 ans ont plus d'enfants et moins d'avortements que les célibataires du même âge. Mais peu de femmes restent célibataires toute leur vie, et, au total, les femmes qui ont interrompu une grossesse n'ont ni plus ni moins d'enfants que les autres.

Si la contraception tend à devenir un comportement médical comparable à certains autres comportements de prévention, en vingt ans, sa diffusion a permis aux femmes d'avoir environ trois fois moins de naissances non désirées.

Quant à l'avortement, il constitue toujours un dernier recours, et sa fréquence n'a vraisemblablement ni augmenté après la législation, ni diminué avec la diffusion de la contraception[1]. L'I.V.G. est actuellement le fait des médecins. Cela n'a pas toujours été le cas. L'avortement a largement été pratiqué sous d'autres formes par les femmes elles-mêmes, les matrones et les "faiseuses d'anges". L'avortement a d'abord été une pratique de femmes avant que l'I.V.G. ne devienne une pratique médicale.

Le contrôle des naissances ne date pas du début du siècle. Il a mis en œuvre, non seulement des méthodes contraceptives, mais aussi des méthodes abortives, et bien entendu le meurtre des enfants dès leur naissance. L'histoire des pratiques abortives est difficile à connaître, tant celles-ci ont été cachées, compte tenu de la répression qui a toujours été pratiquée à leur encontre. Il est difficile de savoir si cette pratique s'est développée par nécessité de contrôle de la dimension des familles, les moyens contraceptifs étant restés longtemps très modestes. On est tenté de le croire.

Les données que l'on peut réunir sont éparses et on ne sait pas grand-chose des méthodes utilisées. On ignore tout des réussites et des échecs.

Il lui porte de la poudre de couleur rousse à prendre dans de l'eau et du vin, un remède qui vous guérira en vous

---

1. H. Léridon, L. Toulemon, 1990.

faisant perdre la créature et vous serez en repos le même jour[1].

Récemment encore une femme de milieu rural disait avoir tenté d'avorter par absorption de produit de vaisselle : les envies de vomir et les maux de ventre auraient suffi à provoquer un avortement. Les termes qui évoquent les produits abortifs sont toujours d'un extrême laconisme : poudre, breuvage. Le document écrit occulte la réalité. Rien ne doit être divulgué de ces pratiques funestes. Plus sûr est parfois d'essayer de pénétrer dans l'utérus avec une aiguille ou un outil très fin, fameuse tentation de l'aiguille à tricoter. Dans les villages bas-languedociens d'autrefois, on disait que telle femme était allée se faire mettre l'aiguille par l'"estamaïre". Ces gestes étaient bien souvent lourds de conséquences : hémorragies, surinfections, risques de tétanos. Ces pratiques étaient effectuées jusqu'à peu de temps en arrière. Les services d'urgence recevaient encore ces dernières années des femmes présentant des hémorragies du col d'origine traumatique (aiguille, sonde) ou caustique (pastille de nitrate d'argent introduite au fond du vagin). Ces méthodes ont souvent été la cause de morts tragiques dans lesquelles on voyait parfois un châtiment.

La femme qui usait de telles pratiques a été longtemps passible de peine de mort. Les évêques ont souvent rappelé la lourdeur des punitions. Ils ont interdit aux confesseurs de donner l'absolution à toute femme qui avouerait ce forfait et à ceux ou celles qui l'auraient aidée. C'est ainsi que la dureté de la législation a conduit à un consensus du silence autour des femmes coupables. Même les archives judiciaires sont assez pauvres en cas d'avortement. Si l'effondrement des naissances se fait vers la fin du XIXème siècle, il est difficile de savoir si ce phénomène est ou non lié à la diffusion des pratiques abortives. Ce qu'il ne faut pas négliger, c'est que ces pratiques ont pu prendre l'allure d'un véritable fléau.

Le 5 juillet 1938, à l'Académie de médecine, deux praticiens tirent "les leçons d'une pratique hospitalière" : ils déclarent être frappés par le nombre croissant d'avortements, de ceux en tout cas qui ont nécessité une hospitalisation ; ils remarquent le silence des femmes qui avouent rarement et ne

1. M. Laget, 1978.

dénoncent personne. Tous les âges sont représentés, plus de la moitié des avortées sont mariées, un tiers a eu des enfants. Une enquête de l'Union nationale des caisses d'allocations familiales évalue le nombre d'avortements de cent cinquante mille à un million par an (30% étant spontanés, 70% provoqués) ; ils auraient été responsables de vingt mille à soixante mille décès par an. Les séquelles fréquentes et graves se traduisent souvent par une stérilité définitive[1].

On note la violence constituée par un acte tel que celui-ci. C'est essentiellement pour cette raison que les premiers médecins du planning familial ont commencé par lutter contre l'avortement clandestin. Dans cette lutte, il est bien évident que contraception et avortement sont toujours restés étroitement liés. Ce qu'il faut savoir aussi, c'est que l'interdiction de l'avortement a constamment fourni une source de revenus appréciables pour les médecins qui le pratiquaient alors dans la clandestinité. C'est un des aspects non négligeable de la motivation de toute pratique médicale. Encore aujourd'hui, les deux tiers des I.V.G. sont pratiqués dans des établissements privés où les tarifs d'intervention sont libres.

Il est important de noter le travail du Mouvement Français pour la Plannification Familiale en faveur de l'I.V.G. En juillet 1962, cent quarante médecins travaillaient en France en collaboration avec les centres MFPF. On progresse rapidement et en toute illégalité. C'est aussi au début des années soixante que la contraception orale et la contraception intra-utérine deviennent possibles grâce à la pilule et au stérilet. Cette période est marquée par l'avènement de la contraception féminine médicalisée. Malgré la propagation de l'information et la diffusion des divers moyens contraceptifs, l'avortement ne recule que très lentement. Il s'agit ici de l'I.V.G. et non de l'avortement. En effet, ces deux pratiques ne mettent pas en place les mêmes matériaux.

L'avortement concerne actuellement les pratiques isolées et individuelles. Il ne fait pas appel au médecin et ne possède donc pas de reconnaissance sociale. L'avortement illégal comme "pratique sauvage" n'en est pas moins intéressant quant à l'analyse qui peut être faite d'une pratique médicale

1. Y. Knibielher, C. Fouquet, 1983

telle que l'I.V.G. qui constitue une véritable pratique sociale face à l'avortement considéré comme une pratique individuelle.

Les aspects médico-légaux de l'I.V.G. sont intéressants à connaître puisqu'ils permettent d'appréhender les conditions et le contexte dans lequel elle est pratiquée.

Voici l'article 317 du Code pénal, loi de 1810 :

Quiconque par aliments, breuvages, médicaments, manœuvres, violences, aura procuré ou tenté de procurer l'avortement d'une femme enceinte ou supposée telle, qu'elle y ait consenti ou non, sera puni ; les mêmes peines sont encourues par le médecin ou tout autre individu qui aurait indiqué, favorisé, pratiqué les moyens de l'avortement.

L'article 318 donne une dérogation légale au secret professionnel avec possibilité pour le médecin de dénoncer l'avortement (!).

Actuellement, après de multiples péripéties, la loi du 17 janvier 1975, confirmée par le texte du 1er janvier 1980, autorise l'avortement volontaire (auparavant dit criminel) à condition qu'il soit pratiqué avant la fin de la dixième semaine de grossesse.

La femme enceinte que son état place dans une situation de détresse, peut demander à un médecin, l'interruption de sa grossesse. (Art. L 162- Par.I).

Mais la loi oblige à une information sur les risques encourus par la femme lors de l'avortement et pour des grossesses futures. Il impose un délai minimum de réflexion, pour tenter de résoudre d'une autre manière que l'avortement, le problème posé à la femme ou au couple. Elle respecte la liberté du médecin :

Un médecin n'est jamais tenu de pratiquer une I.V.G., mais doit informer dès la première visite l'intéressée de son refus. (Art. L 162-8)

La loi contrôle le nombre d'I.V.G., dans la mesure où sa déclaration est obligatoire au médecin inspecteur régional de la santé. Cette déclaration est anonyme.

Il faut noter que si la loi a en quelque sorte dépénalisé l'avortement, elle l'a fait passer d'un contrôle judiciaire à un contrôle médical. Cela n'a rien d'étonnant quand on sait comment la médecine est sollicitée par la justice comme partenaire dans les exercices médico-légaux.

Comme tout acte médical l'I.V.G. se pose en termes de pratique sociale. Elle est reconnue collectivement. Comme forme actuelle de l'avortement, elle illustre le mode de fonctionnement de notre société par rapport à la reproduction et à la gestion de la reproduction. Elle met en place les enjeux de la maternité dans la société industrielle. Elle met le doigt sur les questionnements en matière de génitalité. Elle possède une place capitale dans la pratique médicale tant elle renvoie à des principes déontologiques en pleine mutation, tant elle bouleverse les idées reçues sur le rôle du médecin face à la vie. Elle renvoie directement à la mort. C'est un acte particulièrement violent sur le corps de la femme et sur le corps de l'enfant.

L'I.V.G. a pourtant bel et bien été revendiquée par les femmes elles-mêmes, et ce sont bien elles qui en font toujours la demande, même si elles sont tributaires de la réponse de leur médecin. Cette pratique possède donc, pour celle qui la subit, des bénéfices indéniables qui, s'ils s'inscrivent dans une propre gestion de sa sexualité, vont bien au-delà de celle-ci. L'I.V.G. pose le problème de la reconnaissance collective d'un acte tel que celui-ci induisant la mort d'un individu potentiel. Elle pose le problème de la pratique médicale et de ses fonctions.

Les matériaux mis en œuvre sont probablement nombreux, mais ce qui domine, c'est la valeur initiatique que peut posséder parfois cette pratique pour la femme qui la demande

3.2. LES FEMMES ET L'I.V.G.

Quelles sont les représentations des patientes en matière d'I.V.G. ? Que disent les femmes lors des consultations pour demande d'I.V.G. et lors de l'entretien obligatoire avec l'"assistante sociale" ou la "conseillère conjugale" ? Il n'est pas inutile de rappeler tous les "passages" à valeur d'épreuves que doit subir la patiente.

Un délai d'une semaine est prévu entre la première demande et la réalisation de l'acte, en exigeant un nouveau délai de deux semaines entre l'entretien social et la confirmation (Art. 6). L'entretien est clos par la délivrance d'une attestation nominative. D'autre part, la femme doit donner une confirmation écrite de sa demande d'I.V.G. Au cours de l'entretien, il doit lui être remis, selon la législation, un dossier guide comportant les droits, aides, avantages que garantit la loi aux familles, aux mères célibataires, à leurs enfants, et les possibilités d'adoption ; la liste des adresses d'établissements d'information, d'éducation, de consultation familiale que la femme doit consulter.

Le contrôle médical est indéniable, tant sur le plan strictement médical que sur le plan moral. Si l'entretien social n'est le plus souvent qu'une formalité, il est avant tout le moment où doivent être avancées les raisons de l'I.V.G.

Il suffit de s'attarder sur le terme de "conseillère conjugale" qui implique une connotation péjorative et parfois culpabilisante, mais qui renvoie aussi au couple, projetant la maternité dans l'histoire du couple avec gestion sociale et médicale de celui-ci. Les épreuves administratives constituent bien une véritable succession d'étapes à caractère moral définissant l'aptitude à l'I.V.G.

Ici, comme dans toute pratique sociale et dans toute la pratique médicale, ce n'est pas tant le contenu de la pratique qui opère quant à son efficacité que la manière dont cette pratique est socialement énoncée. Une étude socio-démographique, réalisée dans un Centre d'Orthogénie, et mise en parallèle avec les rapports publiés chaque année sur la situation des I.V.G. en France par l'I.N.S.E.E. et l'I.N.D.E., illustre quelques éléments intéressants. Les données retenues sont l'âge, la nationalité, la situation de famille, la profession, le nombre d'enfants, l'âge du dernier, et la contraception utilisée avant l'I.V.G. On ne retrouve aucune émergence nette d'un groupe par rapport aux autres. Ceci est important car cela marque la popularité de la pratique. L'interprétation des représentations graphiques fait apparaître trois groupes sans qu'aucun d'entre eux ne prédomine. Sans que l'on puisse déterminer un groupe, on retrouve les classes représentant la nationalité, les femmes d'un âge compris entre 23 et 27 ans, exerçant une profession de cadre moyen, d'employée ou d'ouvrière et utilisant la pilule, des préservatifs, la méthode des températures ou le retrait. Il apparaît en quelque sorte un regroupement des femmes appartenant aux classes les plus représentées, et sans que l'on puisse extraire des caractéristiques plus spécifiques que celles énoncées.

Un premier groupe comprend des femmes mariées, divorcées ou veuves, ayant de 2 à 5 enfants et plus, âgés de 6 à 10 ans. Elles sont agricultrices, commerçantes ou artisans. Elles appartiennent à la classe d'âge de 33-37 ans et utilisent le D.I.U. (stérilet) témoignant ainsi d'un désir évident de contraception. On obtient ici une population typée.

Un deuxième groupe fait apparaître les femmes les plus âgées de la population en parallèle avec les enfants les plus âgés.

Un troisième groupe est constitué par des femmes parmi les plus jeunes, de 13 à 22 ans. Elles sont sans enfant, célibataires, étudiantes ou scolaires et n'ont aucune méthode contraceptive. C'est ici aussi un groupe homogène.

Tout confirme le fait que la population n'est pas caractérisée par quelques variables prédominantes, mais se compose surtout de groupes de variables données. Les variables sont souvent corrélées entre elles : avoir des enfants ainsi que l'âge de ces enfants dépendent de la situation de famille de la femme mais surtout de son âge.

Il ressort, de manière assez générale, qu'il est difficile de déterminer un profil type de la femme faisant une demande d'I.V.G., même si l'analyse factorielle permet pourtant d'isoler quelques sous-groupes.

Toute femme, quelle que soit son origine sociale ou culturelle, semble susceptible à un moment ou à un autre de sa vie génitale de faire une demande d'interruption de grossesse.

Si cette déduction peut paraître un peu hâtive, elle trouve une certaine confirmation dans les divers travaux effectués à propos de l'avortement. Ils confirment le développement universel de la pratique qui touche toutes les classes de notre société et semble aussi concerner toute culture de par le monde. Il est vrai que l'avortement, les conditions abortives et les moyens de contraception sont présents dans toutes les organisations familiales du monde.

Les éléments socioculturels, éclairés par les travaux démographiques et, de façon plus large, confirmés par les données anthropologiques, s'ils notent une certaine universalité en matière d'avortement, ne rendent pas compte d'un autre aspect de la pratique : la diversité des matériaux présentés par les patientes.

Cette diversité permet d'effectuer une classification des I.V.G. dans laquelle il est possible d'isoler des I.V.G. aux fonctions rituelles initiatiques indéniables.

3.3. POUR UNE TYPOLOGIE DE L'AVORTEMENT

C'est dans le discours des femmes que l'on découvre la diversité des matériaux constitutifs de l'I.V.G. dans notre société. Quels sont les motifs invoqués par les femmes "justifiant" ainsi leur recours à l'avortement ?

Si l'on tient compte des cinq raisons les plus fréquemment évoquées, ce sont dans l'ordre :

- les références au partenaire ;
- le célibat ou la situation conjugale ;
- l'âge, le nombre et l'espacement des enfants ;
- le refus d'enfant ;
- les raisons financières et matérielles.

Les trois premières évocations font appel à la famille et au couple ainsi qu'à l'équilibre familial qui prennent largement le dessus sur les conditions matérielles. L'association de la maternité au mariage est encore bien vivante dans les représentations. Mais aussi, la structure familiale à créer ou à protéger reste au centre des préoccupations que les patientes avancent, évoquant une image idéale de la famille assez proche de l'image donnée par la planification familiale.

On retrouve ici l'hypothèse d'une "morale sociale maternelle" dont on ne sait si elle est suscitée par la structure ou si elle est une représentation réelle des patientes. Par ailleurs, le refus d'enfant, souvent associé à d'autres raisons, met en lumière un discours qui, au premier abord, ne concerne que la femme et son choix.

On observe que la société contemporaine occidentale fait de la femme la première détentrice du pouvoir en matière de procréation, excluant le père de la plupart des décisions, d'où le manque certain de référence au partenaire quand il s'agit de la décision d'avortement. Il en va de même quant à la grossesse et à la contraception.

Ce que l'on constate aussi, c'est qu'il existe assez régulièrement un transfert de l'identité de la femme axée essentiellement sur la maternité, vers une identité professionnelle plus affirmée, laissant pour compte une projection dans l'avenir avec des enfants. Cet élément pointe du doigt une modification des représentations en matière d'identité féminine qui tend parfois à être délimitée par l'identité professionnelle.

Certains éléments mis en évidence font appel à des I.V.G. de type conjoncturel ou situationnel dont il faut noter l'absence quasi systématique de référence à l'"avorton" dans le discours. Mais il existe aussi d'autres types d' I.V.G. qui possèdent des fonctions précises où l'avortement devient alors un acte de l'ordre de la stratégie.

On peut discerner deux types d'I.V.G. avec toutes les réserves apportées à une analyse classificatoire de ce type d'objet tant les enjeux et les raisons en sont complexes et le plus souvent intriqués les uns dans les autres :

- l'I.V.G. désirée en tant qu'avortement à part entière. Elle joue alors un rôle précis pour la patiente : fonction, stratégie. Elle nie le produit de conception. Cette I.V.G. répond à un désir de grossesse parfois réel, mais à une maternité indésirable. La grossesse y possède une fonction particulière, le plus souvent bénéfique sur le plan symbolique ;
- l'I.V.G. obligée pour des raisons indépendantes de la volonté de la patiente. C'est l'avortement conjoncturel qui, même s'il n'est pas que cela, est aussi lié à une impasse situationnelle particulière, dans laquelle il est vrai, la patiente a bien voulu se mettre. Ce type d'I.V.G. ne renvoie plus à une grossesse mais à un enfant. Il renvoie parfois à une réelle représentation d'avortement comme suppression d'un enfant à venir.

3.3.1. LES I.V.G. DESIREES

Les I.V.G. désirées désignent une volonté de supprimer une grossesse. Elles possèdent parfois une fonction précise dans la structuration du couple et dans la structuration de l'identité de la mère. Elles possèdent des bénéfices certains et elles tiennent alors lieu de langage, véritable expression du corps, langage du corps ou de la génitalité.

Bien souvent, elles prennent naissance dans un très fort besoin de réassurance narcissique de la patiente et du couple. L'embryon est inexistant dans les représentations parentales. L'enfant n'y que très rarement fantasmé comme tel. De fait, il n'y a que très exceptionnellement constitution d'une culpabilité, si ce n'est celle renvoyée par la société ou par l'entourage, ou bien encore celle renvoyée par la structure même ayant mis en place cette pratique. L'avorton n'y est qu'objet possédant certaines fonctions, il devient alors un métalangage.

3.3.1.1. Les I.V.G. narcissiques

Les fonctions peuvent être avant tout narcissiques. Les observations qui relatent ce type d'I.V.G. sont particulièrement nombreuses. Leur but essentiel est de donner à la patiente une réassurance de sa fertilité ou de sa féminité. En tout cas, il permet à certaines femmes de contrôler le bon fonctionnement de leur corps. L'I.V.G. prend la place d'une grossesse désirée sans nécessité d'enfant ou de maternité. Elle est le lieu du symbolique.

Voici l'observation d'une femme de 45 ans, issue du milieu rural, mariée à un artisan, ayant deux enfants, mère au foyer, statut qu'elle assume avec toute l'hyperprotection que doit prouver une femme de notre société pour sa progéniture. Elle vient consulter pour un retard de règles alors qu'elle n'utilise pas de méthode contraceptive. Le test de grossesse revient négatif, ce qui ne la rassure pas le moins du monde bien qu'elle ne désire pas d'enfant. Elle ne sera enfin rassurée que lorsque ses règles reviendront. Cette femme en période de préménopause dort très mal, elle est angoissée.

Plusieurs mois plus tard, nouveau retard de règles (elle n'a toujours pas de contraception). Elle est à nouveau très inquiète voyant survenir les signes d'une ménopause qu'elle estime un peu précoce. Le test de grossesse revient cette fois positif à la grande joie de la patiente qui court subir une I.V.G.

Cette observation illustre bien le type d'avortement comme réassurance narcissique. Il conduit par l'intermédiaire de la grossesse à une reconstruction de l'image de la femme mise à l'épreuve par l'approche de la ménopause. Ce qui fait peur à cette femme, ce n'est pas une grossesse mais l'absence de règles qui serait significative du vieillissement de son corps, mais surtout de ce qui touche à sa féminité, sa sexualité et sa génitalité. Il faut signaler que cette grossesse survient à une période bien précise du temps familial où la fille du couple se trouve en période de prépubերté, et où elle devient de plus en plus séductrice avec son père. Il est nécessaire de signaler aussi que le mode de communication des femmes de cette famille passe avant tout par une symptomatologie corporelle : la fille qui a plus de douze ans fait des crises convulsives depuis fort longtemps déjà. Ces crises, dont la raison reste indéterminée jusqu'à ce jour, possèdent une forte composante psychologique. Pour finir, il faut mentionner les nombreuses crises convulsives qui marquent la période prépubertaire de la fillette, crises qui lui permettent de se faire cajoler par son père, ainsi que d'obtenir l'autorisation paternelle de dormir dans le lit conjugal. On comprend ainsi les angoisses de la mère et sa réaction défensive passant par son corps et sa génitalité.

A ce propos il est toujours étonnant de constater le caractère peu dramatique que peut prendre, de nos jours, l'annonce d'une grossesse non désirée à une femme en période de préménopause. Cette fonction narcissique de l'I.V.G. n'est pas propre à ce type de patientes. Elle survient à tout âge de la vie de la femme.

Une autre patiente, employée de bureau, a subi une I.V.G. il y a un an. Elle consulte pour une seconde I.V.G. Elle ne désire plus d'enfant. Elle explique que lors de sa première I.V.G., elle avait arrêté la pilule car cela faisait longtemps qu'elle la prenait et elle voulait voir si "cela marchait toujours". Cette fois, elle vient d'arrêter la pilule depuis quelques mois car elle trouve que cela fait grossir : elle ne la supporte plus. "*En fait je suis rassurée, j'avais peur que la dernière I.V.G. ait laissé des traces.*"

Cette patiente propose un avortement qui lui permet une reconstruction narcissique, d'une part à la suite de la prise de la pilule, d'autre part à la suite d'une I.V.G., ces deux pratiques ayant été vécues comme compromettantes pour l'intégrité de son corps.

Il faut noter que ce fantasme concernant la contraception comme susceptible d'entraîner un dérèglement des fonctions hormonales de la femme est très répandu, non seulement dans les représentations populaires, mais aussi dans les représentations médicales : on trouve encore de nombreux médecins et gynécologues qui proposent à leur patiente de faire un petit "break" de quelques mois afin de reposer l'organisme de la prise de pilule.

3.3.1.2. Les I.V.G. initiatiques

Les fonctions de certaines I.V.G. peuvent être avant tout initiatiques. Les observations qui y renvoient concernent surtout des femmes jeunes et des jeunes filles.

Dans tous les cas il s'opère une espèce de séparation des sexes par le pouvoir de procréation de la patiente, ce qui le rapproche de l'initiation. La plupart des rites supposent une mise à mort symbolique, dans ce sens, l'avortement en est un, dans la mesure où il propose la mort symbolique de la jeune fille (et non celle du fœtus). L'I.V.G. présente une forte valeur narcissique au travers d'une grossesse inconsciemment désirée, une maternité fantasmée, et surtout grâce à l'accession à un statut de femme adulte, voire de mère.

Certaines patientes énoncent particulièrement bien ces matériaux. "*Je ne suis pas mûre pour avoir des enfants... Pas maintenant. On ne sait pas encore si on peut se marier... La prochaine fois on le gardera.*"

Voici l'observation d'une femme de 17 ans qui vient consulter pour déclaration de grossesse alors qu'elle avait subi sans dommage psychologique un avortement quelques mois auparavant. Cette deuxième grossesse qu'elle désire garder semble bien s'inscrire dans les suites d'une initiation ayant pris pour forme l'I.V.G.: "*Maintenant je suis prête, je me sens capable d'avoir un enfant.*" Il est important de noter que cette deuxième grossesse ne s'inscrit pas dans un contexte plus rassurant que la première.

Plusieurs éléments viennent étayer cette fonction initiatique de certaines grossesses telles qu'elles sont proposées dans notre société.

Tout d'abord, l'I.V.G. elle-même et tout ce qu'il y a de rituel dans cette pratique renvoie à un rite initiatique. Les élements constitutifs du rite y sont tous réunis : importance de la marque sur le corps, violence du geste, ambiguïté du sens du geste (du rite) qui cache autant qu'il révèle ; le tout renforcé par le rituel légal de préparation (loi relative à l'I.V.G., ses précisions, ses ambiguïtés) et le caractère institutionnel de l'I.V.G.

L'I.V.G. ainsi énoncée débouche, c'est bien évident, sur des bénéfices, elle permet l'acquisition d'un certain pouvoir, celui de procréer, elle montre la capacité à dominer les épreuves. Elle permet l'acquisition d'un statut sexuel nouveau. Par ailleurs, il est certain que l'avortement en tant que rituel permet de mieux métaboliser la perte de la bisexualité, en même temps que le détachement d'avec la mère.

Il est fréquent que ce type d'I.V.G. prenne place dans une période transitoire ou de passage de la vie de la femme, ou bien de la vie du couple : installation, mise en ménage, premier emploi... Dans ce cas, la fonction d'initiation est bien souvent camouflée par les arguments avancés qui sont le plus souvent d'ordre matériel.

Quoi qu'il en soit, c'est bien la fécondité et l'identité qui sont mises en place dans certains types de discours. En tant qu'affirmation d'une identité à travers la fécondité de la femme, l'I.V.G., telle qu'elle est définie parfois, possède bien de réelles fonctions initiatiques. A ce titre, l'I.V.G. constitue une véritable initiation à une identité sexuelle centrée sur le pouvoir de reproduction. Elle a forte valeur initiatique comme mise en place d'une fonction impossible aux hommes.

3.3.1.3. L'I.V.G. comme prise de pouvoir sur le paternaire

L'I.V.G. peut aussi devenir un moyen de prise de pouvoir dans le couple ou de résolution d'un conflit.

Au regard de ce type d'I.V.G., on note l'absence fréquente du père, comme si l'avortement était une histoire de femme, ou tout au moins une histoire de mère. L'homme est bien souvent renvoyé à son seul rôle de partenaire sexuel. Son rôle de géniteur ne lui appartient plus. Il se trouve réellement, même s'il ne le sait pas, dépossédé de sa virilité, et de son droit de paternité.

La paternité ne fait d'ailleurs pas partie des représentations concernant l'avortement. Celle-ci n'existe pas tant que l'enfant n'est pas au monde. C'est d'ailleurs une réalité sociale. Certaines observations aident à comprendre un des éléments structurants dans le rejet de l'homme et du père, tant elles montrent parfois une certaine revanche des patientes sur leur partenaire dans le pouvoir de décision de la paternité.

Nombreuses sont les femmes qui viennent avorter sans en aviser leur partenaire : "c'est moi qui décide". Une patiente, non mariée, n'a pas consulté le père : "de toute façon il est immature", en faisant preuve d'un mépris évident. Souvent, les patientes prétendent que leur partenaire n'est pas capable de décider.

L'avortement devient alors un bon moyen de régler ses comptes avec son compagnon et lui prouver tout son mépris face à ses capacités quotidiennes et à celles de devenir père. Il n'est qu'à observer l'agressivité de certaines femmes à l'encontre de leur mari. "Mon mari n'est pas au courant, ça ne le regarde pas."

On s'aperçoit que la paternité ne peut émerger que lorsque la femme (la mère) en a décidé, et encore, peut-être faut-il que l'enfant soit là. L'avortement devient très rapidement une sorte de castration pour un partenaire en mal de paternité. Mais aussi l'avortement prend parfois l'allure d'une revanche sur l'homme en général, sur la société masculine qui impose toujours une certaine image de l'identité féminine au travers de la maternité.

On peut se demander si les patientes ne revendiquent pas, parfois, une sexualité du plaisir avec leurs avortements, montrant par là même que leur sexualité leur appartient, qu'elle est là pour leur seul plaisir et non aux seules fins de la reproduction : "On n'est pas des machines à faires des enfants", mais aussi: "On n'est pas des machines à faire l'amour."

Si la femme exprime dans les matériaux exposés le désir de récupérer sa sexualité, la maternité et un certain pouvoir sur l'homme, c'est que ce pouvoir lui a été enlevé d'une manière ou d'une autre. Cette remarque renvoie directement aux conséquences psychologiques de la loi sur l'avortement. Elle a fait de celui-ci une affaire de société. Cette loi qui se veut féministe a fait passer, malgré elle, l'avortement, d'une affaire autrefois individuelle, à une affaire sociale. Elle a transformé un problème individuel en problème social, et le social est bel et bien masculin dans un système patriarcal comme le nôtre.

Le transfert de castration de l'avortement, comme récupération d'un pouvoir social, exprime aussi une récupération du pouvoir sur le corps médical, contre le pouvoir du même ordre. L'agressivité fréquente face aux médecins et à leur pouvoir en témoigne régulièrement.

L'exclusion des hommes dans la décision de ce type d'I.V.G. est donc aussi une réponse à la prise de pouvoir des médecins sur le corps des femmes. En effet, et c'est la loi qui l'a énoncé ainsi, c'est le médecin qui décide s'il peut ou non pratiquer l'I.V.G. Le médecin ne se gêne d'ailleurs pas pour affirmer, par de multiples façons, son pouvoir, ne serait-ce que par son langage qui n'est pas sans prouver une autorité évidente sur le corps, tout autant qu'une prise en charge totale de la patiente qu'il dépossède littéralement de sa décision et de son corps. Il arrive ainsi un moment où tout est décidé pour elle : "vous êtes programmée", "on vous couche en gynéco", "on va vous monter", "on vous descend", "on va vous prendre dans une heure". Ainsi, l'I.V.G. devient-elle parfois une réelle prise de pouvoir sur le partenaire, sur l'homme, et sur le social. Elle devient alors dialectique entre le corps de la femme et la société, entre le corps de la femme et le corps médical, entre la sexualité de la femme et la communauté. Elle est dialectique entre le corps de la femme et le couple dans lequel elle intervient. Il semble que parfois elle ne possède que cette seule fonction.

3.3.2. LES I.V.G. OBLIGEES

Certaines I.V.G. sont bien souvent le fait de problèmes d'ordre matériel ou contextuel. Une différence fondamentale les oppose aux précédentes, c'est le manque de bénéfices apportés et la difficulté fréquente de leur acceptabilité.

Il existe parfois à leur niveau une fantasmatisation du produit de conception, l'enfant peut avoir une place dans l'imaginaire parental. Si ces avortements sont liés à des situations où un enfant est indésirable, ils dénoncent aussi quelquefois l'importance croissante de l'identité professionnelle de la femme qui tend, parfois, à prendre le pas sur la vie familiale et l'identité de mère. Dans ce cas, l'I.V.G. est motivée essentiellement par des raisons de réussite professionnelle.

En Centre d'Orthogénie, pourtant, on refuse beaucoup trop les problèmes socio-économiques comme "raison valable" pour une Interruption Volontaire de Grossesse. Pourtant, il est fréquent que l'ambivalence des femmes face à la maternité puisse être dominée par des raisons matérielles ou professionnelles. Cela n'est pas une exclusivité de la femme occidentale. L'infanticide et l'anthropophagie parentale évoquent bien souvent des famines ou des problèmes économiques. Ce type de pratiques s'inscrit alors dans une démarche de bon fonctionnement de la société, comme régulateur de conflits sociaux et conjoncturels.

C'est le cas en Australie, mais c'est surtout le cas de la société eskimo où il existe un infanticide préférentiel des filles lié aux conditions économiques ne permettant pas la prise en charge d'individus non producteurs et ne s'inscrivant pas dans les activités de subsistance de la collectivité dont l'équilibre est précaire. C'est le même phénomène qui suscite le suicide des veuves, comme la veuve du chasseur chez les Ammassalik[1] qui doit se noyer dans la mer avec ses enfants pour la survie de la famille et du groupe. Ce sont les mêmes raisons qui génèrent des pratiques telles que celles énoncées par la légende de Narayama où les personnes âgées doivent se résigner à mourir une fois écoulé le temps de leur vie dans

---

1. Gessain, 1969

la collectivité[1]. On connaît aussi l'infanticide dû à une "extrême pression écologique" : famine, manque de gibier, etc[2]. On connaît encore l'infanticide dû à l'impossibilité de transporter et de nourrir deux enfants à la fois ; explication proposée par Carr Saunders en 1922 quant à la nécessité, chez les nomades en particulier, d'un long intervalle intergénésique. Cette idée a souvent été reprise (Lee, Tindale, Cowlishaw). A cette impossibilité d'élever deux enfants à la fois, les femmes nomades font face par l'avortement ou l'infanticide.

Ce sont bien souvent les mêmes types de matériaux qui sont mis en avant dans notre société : problème de crèche, problème de gardiennage, régulation du nombre des naissances, matériaux révélateurs d'une certaine problématique sociale face à la reproduction comme fait social intervenant dans l'économie et la gestion de la société.

L'avortement, et surtout l'I.V.G., est bien une pratique sociale qui permet de régler un certain nombre de problèmes. Il s'intègre, comme dans de nombreuses collectivités, dans un contexte de régulation des naissances imposée par la société.

3.3.2.1. I.V.G. et culpabilité

L'I.V.G. (ou l'avortement) peut aussi être le désir d'un enfant qui ne peut aboutir. Les problèmes de prise en charge psychologique après un avortement montrent l'ambivalence du geste. Cela est particulièrement clair lors de l'émergence d'une certaine culpabilité.

Voici l'observation d'une femme d'origine peul et de nationalité sénégalaise. Elle est musulmane d'origine rurale et vit en France depuis dix ans avec son mari qui est pré-expéditeur. Ils ont trois enfants. Elle a avorté il y cinq ans alors qu'elle avait déjà un garçon ; elle venait de trouver du travail et son mari était au chomage. Elle a très mal supporté cet avortement qui avait été choisi entre eux deux.

Malgré ce choix, son mari n'a plus jamais voulu entendre parler de cette histoire qu' elle ne pouvait confier à personne.

1· Fukazawa, 1980

2· Balikci 1967, 1970

A la suite de cette I.V.G. elle est devenue frigide pendant trois ans. Elle raconte qu'avant d'avoir son premier enfant, elle avait fait une fausse couche à la suite d'un accident de voiture. Elle remarque que cela ne l'avait pas perturbée comme cette I.V.G. Ses deux autres enfants sont nés après cette fameuse I.V.G. Elle a été particulièrement angoissée lors des deux grossesses car elle avait très peur que les enfants naissent anormaux. Cette observation dénonce bien une I.V.G. situationnelle assez mal supportée avec frigidité et culpabilité allant jusqu'à la peur d'une punition par enfant malformé.

3.3.2.2. L'I.V.G. comme perte

L'avortement n'est jamais si facile que cela à vivre et à assumer. C'est toujours une *perte* quelque part qu'il devient nécessaire d'accepter et de justifier. On peut se demander alors pourquoi certaines femmes se mettent dans de telles situations. Peut-être est-il valorisant de savoir que l'on est toujours capable d'être enceinte, justement quand on est dans une situation difficile où l'on a besoin d'être rassurée ? D'ailleurs, certaines I.V.G. possèdent bien cette fonction essentielle réparatrice, soit d'un échec, soit d'un deuil, plus généralement d'une perte d'objet.

Ici on assiste à l'importance symbolique de la grossesse. Ce type de situation renvoie à ce que l'on pourrait appeler l'"incorporation". La grossesse serait alors le moyen permettant l'acceptation de cette perte.

Voici l'exemple d'une patiente enceinte pour la seconde fois ; la première fois, il y a huit ans, elle a avorté car elle venait de rater un concours qu'elle devait repasser. Elle est enceinte pour avoir oublié sa pilule comme la première fois ; elle vient de perdre sa grand-mère.

Une autre patiente ne cache pas le lien qu'elle fait entre le décès de sa belle-mère et sa grossesse qu'elle désire interrompre : ce deuil a entrainé de tels bouleversements dans la vie du couple qu'elle en a oublié de prendre la pilule.

Une autre femme dit clairement :"Le premier avortement c'était après le changement de maison, le deuxième c'était après la naissance de mon fils, le troisième c'était après cet accident de voiture."

Plus explicite encore l'observation de cette femme de 23 ans, enceinte de quelques semaines qui consulte une première fois pour demande d'I.V.G. Elle revient quinze jours plus tard pour une déclaration de grossesse et un traitement anxiolytique : son ami vient de décéder dans un accident de voiture. Elle consulte régulièrement tout au long de sa grossesse pour présenter après son accouchement un beau garçon du même nom que son ami.

Ces observations renvoient toujours à une *perte*. Il est étonnant comme ce terme revient régulièrement dans la vie génitale de la femme : pertes de sang, perte des eaux, pertes blanches. Il semble que tout ce qui sort du sexe de la femme soit une perte.

3.3.3. QUELQUES QUESTIONS POSEES PAR l'I.V.G.

Que l'I.V.G. soit désirée ou non, elle pose quelques questions importantes concernant la contraception et la maternité, mais aussi, l'attitude face aux enfants.

3.3.3.1. Fiabilité de la contraception

L'I.V.G. dénonce un problème esssentiel, celui de la fiabilité de la contraception que l'on oublie trop souvent. Dire que l'on peut éviter un avortement signifie qu'il existe une contraception idéale, comme on le prétend souvent pour la contraception orale qui, si elle répond à la même ambivalence de la femme par rapport à la maternité que l'avortement, est aussi une prise régulière d'un médicament à part entière, ce qui n'est pas toujours facile à assumer.

3.3.3.2. Refus de maternité

Par ailleurs, même si cette remarque paraît banale, l'I.V.G. remet en question un fait évident, la maternité. Ce refus de maternité concerne les femmes elles-mêmes mais aussi les couples. Il est aussi l'expression d'un réel problème social contre lequel même les politiques essayent de lutter. Il est probable que la fécondité et l'attitude face aux problèmes de fécondité sont sûrement les meilleurs indicateurs des valeurs dominantes d'une société.

L'I.V.G., et à un moindre degré, les méthodes contraceptives, montrent un fait social important, c'est d'abord le refus net de l'enfant, refus d'une certaine forme de négation de l'avenir.

Une société qui refuse de se projeter dans l'avenir risque de mourir et devient une société malade. On peut se demander ce qu'il en est de notre société donnant une large préférence à la production plus qu'à la reproduction ?

3.3.3.3. Agressivité sur les enfants

Un autre fait social est encore ici dénoncé, c'est une certaine forme d'agressivité sur l'enfant dans notre société. A ce titre, il existe bien souvent sur le plan individuel une nette ambivalence entre le désir d'être mère et le désir d'être libre, mais surtout de ne pas se laisser "vampiriser" par un enfant. Une expression, empruntée à Carboni et Nobili, est très fréquente dans les représentations concernant les femmes enceintes : "Je suis crevée, il me pompe." Cette image de la femme enceinte qui a besoin de manger pour deux est bien significative de ce type de représentations où *"le fœtus croît aux dépens de sa mère, sans la détruire généralement, mais dans certains cas en lui faisant subir des dommages irréparables parfois ; le nouveau-né se nourrit aux dépens de sa mère selon des modalités qui apparaissent agréables aux "bonnes mères" mais qui pour les autres, mues plus ou moins inconsciemment par des résurgences filicides, sont vécues comme un "vampirisme" exténuant"*.

Face à cela, si notre société apparaît hyperprotectrice pour les enfants, elle a mis en œuvre une structure permettant bel et bien de supprimer ses enfants, en tout cas d'assurer le contôle sévère de leur survenue.

Tout comme l'individu, la société occidentale est particulièrement ambivalente face à l'enfance, la maternité et la procréation. Il est curieux de constater comment l'hyperprotectionnisme (tribunaux pour enfants, P.M.I...) contraste nettement avec des pratiques à tendance "infanticide". A ce niveau, la société occidentale n'est pas très éloignée du "cannibalisme parental" observé dans certaines sociétés.

Si les observations de G. Roheim sur le cannibalisme parental des Australiens sont assez significatives, le comportement hyperprotecteur et possessif de certaines mères n'en est pas moins révélateur. Certaines mères occidentales dévorent littéralement l'identité de leurs enfants et les expressions affectueuses formulées en termes anthropophages du type "je t'aime tellement que je vais te manger" ne sont que les manifestations dans la réalité de tous les jours des désirs cannibales de certaines mères. "*Les femmes des tribus australiennes font réellement ce que les autres mères se bornent (consciemment ou inconsciemment) à désirer, c'est-à-dire, tuent et mangent leurs propres enfant.*"[1]

3.4. L'I.V.G. COMME RITE D'INITIATION

Il semble bien que tous les élements constitutifs du rite soient réunis lors de la situation d' I.V.G.

D'autres éléments renvoient ce rite à un véritable rite initiatique débouchant sur des bénéfices et des avantages symboliques non négligeables. A titre comparatif, certains faits anthropologiques abondent dans le sens de l'avortement comme rite initiatique. G. Devereux signale des faits anthropologiques qui assimilent l'avortement du premier-né à une sorte d'initiation au rôle parental. Les anthropologues africanistes rendent compte de la première grossesse à forte valeur initiatique.

Ainsi, dans certaines ethnies, les jeunes vivent plusieurs années dans la maison des jeunes. Là, ils peuvent avoir des relations sexuelles avec les partenaires de leur choix. Les enfants issus de ces relations sont acceptés par tous et ne posent aucun problème, ni pour la communauté, ni pour la fille concernée. Ces grossesses surviennent dans le cadre d'une période d'isolement avant le mariage, dans un contexte

1. G. Roheim

d'initiation des adolescents (retraite). La grossesse de la jeune fille présente une forte valeur initiatique, comme cela peut être le cas dans notre société.

L'autocastration symbolique que constitue aussi l'I.V.G. renvoie encore bien plus celle-ci au rite d'initiation. Dans ce sens, G. Devereux prétend que l'avortement du premier-né est aussi un équivalent de la castration féminine, de la circoncision ou de l'excision du clitoris.

Sur le plan psychanalytique, il aboutit au règlement d'une certaine culpabilité œdipienne : "*Le désir d'avortement est surtout l'avortement d'un désir, à savoir d'une castration*[1]." Dans ce cas, lorsqu'il s'agit de culpabilité, c'est de la culpabilité préalable qu'il s'agit, et non de la culpabilité d'avortement. Il ne s'agit pas uniquement d'autocastration. L'I.V.G. est aussi une castration des femmes par les hommes, et dans ce cas, par le corps médical.

Ainsi, l'agressivité des hommes sur le corps des femmes pourrait bien, dans notre société, constituer une des zones d'émergence de cette pratique. Cette idée revient chaque fois que l'on aborde les pratiques concernant le sexe de la femme. Il est vraisemblable aussi que ce n'est pas dans n'importe qu'elle condition qu'émerge un rite initiatique tel que celui-ci, rite de fertilité, rite de maternité qui ne peut apparaître que comme négation, significative de la difficulté d'accès à l'identité.

Ce geste est l'expression de la problématique de l'identité de la femme. Tel qu'il survient, il signifie par son existence même que, si l'identité féminine est en crise, le mythe de la maternité comme référent à l'identité sexuelle de la femme est toujours en vigueur. L'I.V.G. est bien là pour le réactiver.

Comme dans toute initiation, il y a un objet sacrificiel. Celui-ci est double. Il concerne le corps de l'enfant et celui de la mère, mettant en évidence une agressivité sur l'enfant et sur la femme. La violence y est double. Elle renvoie directement à la mort et à la perte d'objet. Elle est de ce fait une véritable castration.

Cette "perte" est matérialisée par les "pertes" de sang qui possèdent une efficacité symbolique particulièrement opérationnelle. C'est un fait que le sang est le signifiant d'un certain nombre de matériaux capitaux dans l'élaboration de

---

1 P. Lamy, 1975

la sexualité et de la génitalité de la femme. La relation à l'I.V.G. renvoie au positionnement de la femme face à elle-même et à ses fonctions féminines de reproduction. Elle la renvoie directement à sa sexualité où on retrouve l'importance du sang toujours présent comme perte. Le sang peut ainsi apparaître comme signifiant de la fertilité, de la fécondité, de la féminité, de l'avortement, de l'avorton et de l'accouchement. Les observations montrent que lorsqu'il y a représentation du produit de conception, on revient toujours au sang : "C'est du sang." Quant à l'acte abortif, il est aussi du domaine du sang : "Ça saigne."

Si l'on considère que l'avortement est la perte d'un objet symbolique, le sang représente la perte réelle de l'objet. Il est le signifiant d'une castration symbolique tout autant que le prépuce quand il s'agit de la castration symbolique du jeune garçon. On peut se demander alors si l'avortement dans notre société ne possède pas les mêmes fonctions de rite d'initiation que la circoncision telle qu'elle y est pratiquée. Les éléments ainsi mis en place renvoient à un véritable rite d'identité féminine réactivant le mythe de fertilité de la femme. Ils mettent en place des représentations maternelles du corps de la femme, le projetant dans une fonction essentielle, celle de la reproduction et de la fabrication des enfants.

Par la marque sur et dans le corps que l'I.V.G. constitue, c'est bien à un rite de fertilité et de fécondité auquel on a parfois affaire quand il s'agit de l'I.V.G. .L'I.V.G. comme la grossesse prouve bien que la femme est capable d'avoir des enfants. Elle permet bien à la femme de se réassurer quant à ses facultés reproductives.

3.5. AUTRES PRATIQUES FEMININES INTIATIQUES

Dans la perspective qui vient d'être énoncée à propos de l'I.V.G., il existe d'autres pratiques médicales féminines particulièrement opérationnelles sur le plan symbolique. Elles prennent, elles aussi, l'allure de rites initiatiques selon les formes que lui donnent certaines patientes.

Ainsi en est-il de la contraception orale et du dépistage du cancer du col (frottis).

3.5.1. LA CONTRACEPTION ORALE

La CONTRACEPTION ORALE est devenue une pratique médicale courante : parmi les femmes de 18 à 49 ans, seulement un tiers n'est pas concerné. Si la prise de pilule est contrôlée par le pouvoir médical en place, montrant ainsi la réappropriation de la sexualité des femmes par le médecin, elle est pourtant aussi un moyen pour les femmes de gérer elles-mêmes leur sexualité sans l'avis de leur partenaire, comme c'est aussi le cas pour l'I.V.G. Les deux pratiques sont directement dépendantes l'une de l'autre dans une société où règne en même temps qu'une libéralisation de la sexualité, un contrôle patriarcal exacerbé.

Comme refus de maternité, "la pilule" n'en est pas moins, en tant que tel d'ailleurs, un moyen d'initiation à la vie sexuelle et à la maternité qu'elle interdit.

Outre la prise régulière de la pilule qui évoque déjà un rite journalier, la première demande de contraception - et la consultation médicale qui l'occasionne - possède une certaine fonction initiatique. Elle agit comme reconnaissance par le corps médical du pouvoir de procréation des femmes. Elle fait intervenir une tierce personne non concernée directement par la vie sexuelle de la patiente. C'est ainsi que le médecin est amené à tenir le rôle d'initiateur.

Il faut rappeler que la consultation pour demande de contraception orale est un acte quasi obligatoire dans la société contemporaine française. On peut même se demander si ce n'est pas le fait de prendre ce type de contraception à reconnaissance collective unanime qui fait devenir femme.

Dans ce cadre, la prescription du médecin devient une véritable autorisation à l'acte sexuel chez la jeune fille qui consulte pour la première fois. En ce sens, c'est vraiment une initiation à la vie sexuelle, au même titre qu'un rite de puberté, rite de passage. Cette première prise de contraception, aussi paradoxal que cela paraisse, est un rite de fertilité tout autant qu'un rite de maternité, car elle signifie clairement que la femme, si elle ne fait rien pour l'éviter, est capable d'être enceinte. Pour étayer cette hypothèse, la pratique médicale montre régulièrement des jeune femmes qui consultent pour demande de contraception afin d'anticiper une première relation sexuelle.

Ce qui est encore plus démonstratif, c'est que parfois, elles reviennent pour un renouvellement alors qu'elles n'ont pas encore eu de rapport sexuel. La prise de pilule n'est plus que le signifiant du potentiel reproductif accrédité par une personne compétente. Ce type de contraception tient l'essentiel de son efficacité symbolique dans la reconnaissance collective de ce moyen.

3.5.2. LE FROTTIS POUR DEPISTAGE DU CANCER DU COL

La consultation qui donne lieu au dépistage du cancer du col peut présenter, elle aussi, une forte composante initiatique. Il y a deux raisons à cela.

D'une part, le dépistage implique une certaine maturité corporelle et sexuelle puisque l'organe ciblé est directement lié à la sexualité de la patiente. Cette dernière est définie, nous l'avons vu précédemment, par les constatations épidémiologiques. Le dépistage du cancer du col permet ainsi une certaine identification à une vie sexuelle type, et par là, peut posséder une fonction initiatique sexuelle.

D'autre part, il existe un aspect initiatique du dépistage étroitement lié à l'examen gynécologique. En effet, tout examen gynécologique est à lui seul une espèce de pénétration par la mise en place du spéculum pour le frottis. Il en est de même pour le toucher vaginal.

La palpation des seins à la recherche d'une masse suspecte est, elle aussi, imprégnée d'une forte composante sexuelle. Ces actes pratiqués par une tierce personne dont l'agissement est cautionné par le social et le pouvoir médical, peuvent parfois prendre une forte valeur initiatique. Dans cette perspective, on sait que chez certaines ethnies sud-américaines, notamment au Pérou, il est d'usage courant que la future épouse ait un rapport avec une personne habilitée à cet effet. Ce rite, s'il est surtout pratiqué dans le but d'éviter au futur époux qu'il ne se heurte à un occupant désagréable du vagin de la femme, est aussi une initiation à l'acte sexuel de la jeune fille.

Voici une observation de pratique courante très intéressante ne faisant qu'éclairer une situation, qui, si elle se présente souvent de façon moins nette, n'en reste pas moins assez fréquente. Il s'agit d'une jeune femme qui vient consulter pour un frottis. Elle a 22 ans, elle est donc suffisamment jeune pour qu'aucun médecin ne lui ait déjà proposé ce type d'examen. L'approche du spéculum produit une angoisse terrible : cris, pleurs. Pourtant, il est hors de question pour la patiente de remettre cet examen à plus tard. Elle désire qu'il soit pratiqué ce jour. Après un entretien long et laborieux, elle finit par dévoiler les éléments qui permettent de mieux comprendre sa ténacité : elle vit avec son ami depuis deux ans, mais elle n'a jamais pu avoir de rapport sexuel avec lui.

Pour cette patiente, il est probable que la prescription de pilule ait déjà été une première tentative d'initiation. Celle-ci ayant été insuffisante, elle a recours au frottis sur les conseils de sa sœur jumelle qui aurait eu, elle aussi, beaucoup de problèmes pour accepter son premier rapport sexuel. Cette patiente, s'il semble que sa problématique sexuelle passe par une gémellité très affirmée sur le plan psychologique, désire vraisemblablement un frottis dans un but initiatique pour une relation sexuelle qu'elle a du mal à accepter de la part d'un partenaire masculin : "*Je n'aime pas qu'il me touche ; dès qu'il approche cela me dégoûte.*"

Drôle de rôle que font jouer certains patients aux médecins ! Cette observation montre bien la valeur initiatique que peuvent parfois posséder certains types de consultations, certaines prescriptions et certains gestes médicaux, surtout si ceux-ci touchent le sexe de l'individu. Elle illustre aussi très bien le rôle que prend parfois le médecin dans ce type de problématique.

L'initiation sexuelle lui revient parfois en totalité, en tout cas pour ce qui est de l'initiation sexuelle de la femme, et cela va bien entendu de pair avec la réappropriation de la sexualité de l'individu par le corps médical, renforçant une certaine forme de pouvoir des hommes sur les femmes.

3.6. L'I.V.G. COMME GESTE SEXUALISE

L'I.V.G. doit être considérée comme un geste médical dirigé sur le sexe de la femme. Il renvoie directement à la relation du médecin avec le corps et le sexe de la femme. C'est un geste agressif et angoissant, douloureux et qui laisse une marque symbolique et réelle dans le corps. Il fait saigner et porte atteinte à l'intégrité du corps. Malgré la douleur du geste, nombreux sont les médecins qui ne proposent, ni l'anesthésie locale, ni l'anesthésie générale sous prétexte de démédicaliser l'avortement.

Comment cela peut-il être possible pour un geste tel que celui-ci qui ne peut se faire qu'en institution ? On peut se poser la question des motifs du refus de l'anesthésie. Quelles en sont les fins perverses ? Ici l'agressivité des médecins sur le sexe des femmes est évidente. Il existe, bien sûr, d'autres gestes médicaux tout aussi agressifs.

"La totale" (hystérectomie totale qui vise à ôter l'utérus) telle qu'elle est bien souvent nommée, est très significative de l'agressivité des médecins sur les organes de reproduction des femmes. "La totale" constitue une véritable castration. Ce type d'intervention concerne essentiellement les femmes ménopausées ou en période de préménopause qui présentent un fibrome ou un utérus fibromateux. Il touche également les femmes porteuses d'un cancer de l'utérus. Il ne s'agit pas ici de remettre en cause les raisons de cette intervention, même s'il est vraisemblable que l'on décide parfois de façon assez légère de ce type de castration. Il est surtout question de comprendre combien ce geste est particulièrement agressif sur le corps de la femme et à quel point il nie toute génitalité à la femme à partir du moment où elle n'a plus ses "règles". "La totale" telle qu'elle est pratiquée dans notre société est une véritable mutilation sexuelle au même titre que celles que notre société dénonce pour d'autres cultures, bien qu'elle soit déterminée par un discours biomédical la rationalisant et la rendant indispensable.

Cette pratique est particulièrement significative tant elle est répandue. La terminologie populaire qui la concerne est significative de ses fins castratrices. Elle dénonce une forme d'agressivité du corps médical sur le corps des femmes.

Que dire aussi de l'ablation du sein dans certains cancers ? Les interprétations biomédicales nous fournissent les éléments pour accepter une telle mutilation, mais il n'en reste pas moins vrai que la mastectomie reste, elle aussi, particulièrement agressive. L'agressivité de ce type de gestes biomédicalement justifiés révèle une certaine forme de pouvoir exercé par les médecins et la société sur le corps des femmes.

La gestion biomédicale de ces gestes, et particulièrement de l'I.V.G., renvoie ce geste à un pouvoir accru des médecins de notre société sur la sexualité des femmes et leurs facultés de reproduction. La médicalisation de la sexualité et de la maternité constitue à ce titre une prise de pouvoir indéniable des hommes sur la sexualité des femmes. On assiste d'ailleurs à une gestion exclusivement médicale de la reproduction et à une véritable réappropriation de la fécondité des femmes. Ces observations vont au-devant des thèses de B. Bettelheim (Les blessures symboliques) selon lesquelles il existe un désir de chaque sexe à l'égard des organes et des fonctions de l'autre sexe.

Si la subincision pratiquée par certains peuples australiens sont pour lui l'exercice du désir du vagin, on peut se demander si ces pratiques agressives sur le sexe de la femme, ainsi que le pouvoir que celles-ci donnent aux médecins, ne sont pas révélatrices du même type de processus : l'envie du vagin et des fonctions de reproduction des femmes par les hommes. Cela est réaffirmé constamment dans les pratiques initiatiques masculines que nous avons abordées. On a vu à quel point la circoncision renvoie à une certaine forme de réappropriation par les hommes du pouvoir de procréation des femmes. La circoncision, comme deuxième naissance et rite d'identité collective, relève du même phénomène qui tente de supprimer aux femmes leurs pouvoirs de fécondité par simple réappropriation.

Le corps médical reste très proche des hommes baruyas, déjà évoqués, chez qui le rituel de reproduction masculine traduit la volonté de déposséder les femmes de leurs fonctions biologiques dans une société dominée politiquement et économiquement par des hommes, après que, selon le mythe, ceux-ci eurent pris aux femmes, qui en étaient à l'origine détentrices, les instruments sacrés du pouvoir rituel. Ces instruments ont un caractère phallique, et la domination masculine se trouve validée par le choix symbolique du support biologique.

Au travers de la pratique médicale, ce mythe devient une réalité. Notre société le met en images, il suffit de s'attarder sur l'histoire et la dynamique qui anime les maternités. En effet, autrefois la sexualité et les couches étaient une affaire de femmes, l'accouchement était accompagné d'un public nombreux et entièrement féminin. Maintenant, "le médecin met tout le monde dehors", et les femmes désormais sont seules avec le médecin et le mari. Elles accouchent en présence d'hommes, même si le personnel soignant est féminin (car le travail est toujours sous la directive plus ou moins implicite de l'obstétricien). Les sages-femmes (et avorteuses) se sont fait prendre leur pouvoir par les médecins.

Il est quand même curieux de constater avec quelle facilité les hommes prennent le pouvoir aux femmes, et avec quelle facilité celles-ci le leur laissent comme dans le mythe baruya. Il est probable qu'elles en tirent aussi des bénéfices. Ainsi, il est curieux de voir à quel point ces rites issus de la pratique médicale sont bénéfiques aussi bien pour les hommes que pour les femmes, comme si les rites de maternité et de fertilité des femmes dans notre société étaient aussi une forme de ritualité pour les hommes. Ces rites phalliques ou rites de filiation semblent indiquer qu'il existe une dialectique entre rites féminins et rites masculins trouvant corps dans un même fait : la reproduction et la projection de l'individu vers le futur. Ces pratiques médicales agissent comme si l'initiation de la jeune fille était toujours le produit du discours mâle, même si celle-ci y adhère de toute évidence en y trouvant des bénéfices.

La terminologie entourant l'I.V.G. est assez significative. L'avortement a acquis son sens comme reconnaissance du désir d'interrompre une grossesse (I.V.G.), dès lors qu'il a été pris en charge par la société et pratiqué par les médecins. Auparavant pratiqué par les femmes, celles-ci l'appelaient "fausse couche" avec toute la connotation d'échec et de remise en cause de la femme dans ses fonctions de reproduction et de maternité que cela peut supposer.

L'avortement, autrefois tare féminine, est devenu aujourd'hui un phénomène créé par les hommes, pour les femmes et pour eux-mêmes, et il est en même temps devenu un fait de volonté avoué ce qu'il n'était pas puisqu'il était passible de sanction. Ici, c'est bien l'homme qui décide. On retrouve un des traits de dominance du masculin sur le féminin quasi universel.

3.7. I.V.G. ET AGRESSIVITE SUR LE CORPS DES ENFANTS

L'agressivité à l'égard des enfants provient des parents eux-mêmes. Elle est donc un acte individuel. Mais elle est aussi une pratique sociale. Elle relève de l'ambivalence des adultes face aux enfants. Elle tient aussi à certains types de représentations concernant les agissements des enfants envers leurs parents. Cette croyance est extrêmement répandue : les Papous de la baie de Geelvink qui pratiquent de très nombreux avortements prétendent que les enfants détruisent leurs parents[1]. De même, les Indiens mohave pensent que le fœtus se nourrit de la semence du partenaire sexuel.

En Europe, les représentations sont tout à fait similaires. Les femmes enceintes ont la réputation de devoir manger pour deux. Les envies dont elles sont censées être victimes sont directement liées au fœtus qu'elles ont dans le ventre. Dans ce sens, l'enfant a bien souvent la représentation de parasite. Il fatigue la mère.

G. Devereux pense qu'il existe un lien étroit entre avortement et cannibalisme parental compte tenu de la relation réciproque inconsciente qui existe entre les désirs oraux réels de la femme enceinte et ceux imputés à l'enfant. Autrement dit, on rend le fœtus responsable des désirs oraux de la mère. Voici un exemple illustratif :

"Une Hawaiienne, apparemment en état de grossesse avancée, partit à pied rendre visite à des parents qui habitaient un village éloigné. Chemin faisant, elle avorta d'un fœtus suffisament développé pour qu'elle ait pu l'identifier comme étant de sexe masculin. Elle enroula le fœtus dans son sous-vêtement et dissimula le paquet... Quand

1. G. Devereux, 1983

elle revint le chercher il avait disparu... Quelques semaines plus tard, au cours d'une partie de pêche, son mammelon fut happé par un petit requin qui se mit à têter... Elle pensa que les divinités marines s'étaient emparées de l'enfant et l'avaient transformé en requin..."

Il semble bien que d'intenses désirs oraux soient même couramment imputés à des bébés morts et que la réincarnation de ces enfants en créatures non humaines douées de pouvoirs maléfiques soit interprétée comme une actualisation de leurs désirs, comme c'est le cas pour le requin cannibale chez les Hawaiiens. Ces croyances seraient la projection sur l'enfant de besoins éprouvés par l'adulte.

Il est possible que les pratiques d'absorption du cordon et du placenta soient un reflet de ce type de désirs parentaux. Une défense encore plus explicite est le tabou qui oblige la mère mohave à s'abstenir de manger de la viande durant la période qui suit l'accouchement. Ailleurs, il arrive que les pulsions cannibaliques soient satisfaites par procuration : la jeune accouchée envoie son nouveau-né aux truies que l'on garde dans un ravin en Nouvelle-Guinée. La consommation de l'enfant est parfois effective, comme nous l'avons vu pour l'Australie.

C'est donc dans une manifestation "contre-œdipienne" que se structurent les représentations concernant l'agressivité des parents. D'ailleurs, certaines menaces de castration sont souvent formulées en termes cannibaliques : "Le chat va manger ton zizi", etc. Ici, l'avortement, tout autant que la circoncision, se retrouve dans une même volonté d'agressivité parentale.

3.8. L'I.V.G. COMME PRATIQUE COLLECTIVE

Que les pulsions parentales impliquent la pratique individuelle de l'avortement est une chose. Qu'en est-il de la pratique collective qui désigne, elle aussi, toute l'ambivalence sociale ? L'avortement, et particulièrement l'I.V.G. telle qu'elle est socialement énoncée, pose la question du droit de la société et des individus à définir la vie humaine et à en contrôler l'exercice. Par ailleurs, elle s'inscrit dans une logique sociale qui voudrait que la prévention des conceptions l'emporte sur l'interruption de grossesse.

Cette remarque renvoie directement au sens de l'enfant dans la société. Elle renvoie à la représentation sociale de l'enfant et à sa place dans la famille. Quelles sont les structures familiales contemporaines ? Quelle place peut y prendre l'enfant ? Il est d'usage de qualifier le genre de famille aujourd'hui le plus souvent répandu de néolocal, bilatéral et nucléaire[1] . La néolocalité consiste en ceci que le couple choisit un lieu de résidence différent de celui des familles d'origine.

La nucléarité, en grande partie impliquée par la néolocalité, définit une famille restreinte qui s'oppose à la famille élargie du début du siècle. Les décisions de fécondité qui n'appartenaient qu'en partie au couple, lui appartiennent maintenant en propre. Quant à la bilatéralité, elle paraît essentielle dans la structuration des représentations concernant l'enfant au sein du réseau familial. Elle est une sorte de règle de filiation qui veut que les enfants des conjoints soient parents dans une mesure égale des deux lignées parentales. Elle ne définit donc pas de structure stable au niveau familial : le réseau familial varie avec chaque individu et il n'y a pas de frontière stricte. Cela signifie que l'enfant n'aura pas la même place pour chaque individu d'une même famille. Il n'a jamais une place définie au sein du couple et de la famille.

Le rétrécissement de ses fonctions sociales (perte du rôle économique et d'assurance vieillesse) et la modification des structures familiales le projettent dans des fonctions qui n'ont plus rien à voir avec la communauté et la mise en représentation de la famille. Il prend son sens exclusif dans le couple. Ses fonctions, auparavant centrées sur le social, se sont déplacées vers des fonctions affectives dans le groupe conjugal. Il est ainsi devenu totalement privatisé. De ce fait, les motivations de procréation sont devenues plus narcissiques.

La réassurance au niveau de la fécondité peut y trouver son corollaire. On peut se demander comment dans cette

---

1. Christensen H.T.

problématique du couple et du sens de l'enfant, la société intervient dans la construction de la pratique de l'avortement.

Si l'enfant joue pour la famille un rôle essentiellement symbolique, on peut penser que pour la société il a toujours à jouer un rôle économique. L'enfant a toujours montré la puissance d'une nation qui est plus dynamique et plus forte lorsqu'elle est jeune. Le contrôle des naissances, à une certaine époque, a été une nécessité pour l'équilibre de la société. Ce n'est plus tout à fait le cas. On assiste donc à une attitude tout à fait paradoxale qui répond aux nouvelles exigences des femmes et des couples, en opposition aux exigences de la collectivité, véritable ambiguïté sociale.

Cela pose la question de l'avenir même de la société , mais surtout de la prise en charge de cet avenir par la société. Il existe des sociétés à tendance suicidaire, autodestructrices, et on peut se demander si la société occidentale ne propose pas des matériaux de cet ordre, désignant une certaine pathologie propre à la société. L'I.V.G. met le doigt sur les contradictions culturelles de la société à laquelle nous appartenons. Elle met l'accent sur le rôle que le médecin doit jouer dans la gestion de ces contradictions : en même temps qu'on lui demande de protéger l'enfant, la femme et la famille, on lui demande de pratiquer des I.V.G. , tout comme on lui demande de gérer la fécondité des individus et des couples.

Ces contradictions sont pourtant révélatrices d'une normalité sociale et psychologique : pour les parents, l'enfant à venir est devenu un véritable projet qui renvoie au narcissisme parental alors que pour la société il est toujours un enjeu de civilisation. L'I.V.G. est un véritable "fait social total". A ce titre, on a bien trop souvent tendance à lier la décision d'avortement à celle de la mère seule. Même si c'est bien souvent à elle seule que revient la décision d'avortement, celle-ci est tributaire de la vie du couple, de son histoire et de ses projets, mais aussi, elle dépend de la société au sens large. Dans cette même perspective, on limite trop souvent le choix de l'I.V.G. à son aspect structurel basé sur ce choix exclusif de la mère, en oubliant l'axe conjoncturel qui y prend une place importante.

Mais aussi, l'I.V.G. comme "contrôle correctif"[1] constitue aussi une remise en question de la contraception comme "contrôle préventif". Elle en dénonce les limites. Elle remet en question une certaine forme de prévention. Elle montre que la contraception n'est pas une affaire aussi simple qu'on pourrait le penser. Signalons seulement qu'un "contrôle préventif" de la fécondité suppose que l'identité sexuelle de la personne soit claire, ce qui paraît parfois difficile. Par ailleurs, pour qu'une contraception soit efficace il faut qu'il existe un accord entre les deux partenaires : accord sexuel, absence de problème de communication et de problème relationnel.

Le bon fonctionnement d'une contraception est bien souvent lié à une certaine connaissance de soi, de son corps et des techniques sur la procréation et leur contrôle, ce qui n'est pas toujours le cas dans la société occidentale où l'individu est largement dépossédé de son corps par le corps médical.

1. Pasini W.

4. L'EPISIOTOMIE

4.1. *INTRODUCTION*

L'épisiotomie n'est pas une pratique médicale récente. Elle a été décrite pour la première fois en 1741. Depuis, elle est devenue de plus en plus répandue. Sa fréquence est un des éléments les plus variables de la littérature. Celle-ci varie avec la parité, selon le mode d'accouchement et les habitudes médicales du pays en cause. En Angleterre par exemple, l'épisiotomie a été multipliée par quatre en vingt ans alors qu'en Hollande elle est restée une pratique exceptionnelle[1]. Ce geste intervient dans un espace particulier, celui de la maternité. Il est pratiqué par le médecin ou la sage-femme sur le sexe de la femme. Son développement est directement lié à la médicalisation de l'accouchement.

C'est un acte sexué et sexualisé. Il s'effectue dans le contexte parfois violent de l'accouchement. A ce titre, il prend une forte valeur initiatique, cela d'autant plus qu'il est quasi systématique chez la primipare. On sait que le premier accouchement possède dans de nombreuses sociétés une réelle valeur d'épreuve initiatique renforcée parfois par des rites d'inscription corporel qui lui sont propres.

L'épisiotomie est encore une pratique préventive. Elle est un véritable geste de prévention. Elle est censée prévenir les ruptures intempestives du périnée ainsi que les risques de souffrance fœtale lors de l'expulsion si le travail dure trop longtemps. Comme tout acte préventif, l'épisiotomie renvoie à une conduite compulsive inscrite dans un ordre rituel. Elle

---

1. Rouvillois J.-L., Levardon M., 1974

s'inscrit dans une certaine forme de ritualité médicale. Il est indéniable aussi que cette pratique médicale intervient à un moment important où la femme passe à un nouveau statut, celui de mère. Elle n'est donc pas sans évoquer un "rite de passage", tout au moins s'inscrit-elle dans un tel contexte initiatique. Par ailleurs, elle constitue bien toujours une marque sur le corps.

4.2. EPISIOTOMIE ET MEDECINS

Comme pour l'I.V.G., il est ici intéressant de connaître les différents discours formulés autour de cette pratique. Quel discours proposent des médecins ? Ce geste est-il nécessaire ?

Une proportion de 80% doit être raisonnablement avancée. Certains auteurs parlent de 90%. Quant au moment où elle doit être pratiquée, celui-ci montre que la décision de l'épisiotomie est délicate et souvent difficile à prendre. S'il y a eu dans l'histoire de la médecine de grands débats où se sont affrontées différentes écoles, il existe encore de nombreux débats, et en particulier celui de l'épisiotomie.

L'épisiotomie est un problème très actuel dans le discours médical pour deux raisons :

- il existe aux Etats-Unis, mais aussi en France, une tendance des mouvements féministes qui pose la question de l'épisiotomie ;

- il y a une absence totale de séries randomisées qui permettraient de trancher sur l'utilité de l'épisiotomie.

Depuis un certains temps, les bases scientifiques préconisant ce geste ont été remises en question, et cela d'autant plus que les femmes se plaignent de douleurs vives après l'épisiotomie.

Ces controverses ont conduit quelques obstétriciens à pratiquer certains travaux. Par exemple, les gynécologues du Rotunda hospital à Dublin ont mené une étude sur 181 primipares ayant accouché entre juillet et aout 1982. Répartis de façon aléatoire en deux groupes (épisiotomie de principe et épisiotomie indispensable), les résultats furent comparés avec ceux obtenus au cours des six mois précédents.

Les auteurs ont ainsi pu mettre en doute l'opportunité d'une épisiotomie de principe chez les primipares. Ils pensent que cette décision devrait être prise par l'obstétricien au moment de l'accouchement. Le problème posé par des auteurs tels que ceux-ci est de savoir si l'épisiotomie de principe prévient, à court terme, ce qu'elle est censée prévenir : les déchirures du périnée, les retards de cicatrisation et les douleurs, les altérations éventuelles de l'état du nouveau-né, et à long terme les risques de prolapsus.

Si l'on s'en tient aux discours qui remettent en question l'aspect systématique de cette pratique, on peut distinguer trois types d'attitudes possibles vis-à-vis de l'épisiotomie chez la primipare.

- L'attitude conservatrice qui consiste à ne jamais pratiquer l'épisiotomie mais qui comporte des risques de déchirure du périnée aux conséquences graves.

- La pratique systématique (on a même vu aux Etats-Unis des épisiotomies pratiquées après la délivrance). Elle est pratiquée dans le but d'éviter les déchirures, de diminuer les risques de prolapsus en réduisant la durée de l'expulsion.

- La troisième attitude consiste à réserver l'épisiotomie à certaines indications : menace de déchirure du périnée et volonté de raccourcir la phase d'expulsion afin de préserver la santé fœtale (de nombreuses études montrent une corrélation étroite entre la prolongation de la phase d'expulsion et le mauvais état fœtal) et de prévenir le prolapsus. En revanche, l'argument selon lequel la section franche cicatrise mieux est faux. La suture est certe plus facile ; mais la cicatrisation est plutôt meilleure sur la déchirure que sur l'épisiotomie, et celle-ci est plus douloureuse dans les suites. Cela explique que la chirurgie soit toujours plus ou moins latérale, et donc dans une zone plus richement inervée.

Si l'on prend tous les arguments en considération, une épisiotomie systématique n'est pas raisonnable. Il faut la faire, en revanche, en cas de risque de grosse déchirure ou si la durée de l'expulsion est trop prolongée. Il ne faut pas non plus faire d'épisiotomie de rattrapage alors que la majorité des lésions musculaires sont déjà constituées. Cette épisiotomie "bonne conscience" donne trop souvent de mauvais résultats et discrédite cette technique dont les buts sont essentiellement préventifs.

Compte tenu de l'ampleur de cette pratique, il paraît nécessaire d'en aborder les enjeux médicaux, et notamment les complications inhérentes à ce geste. Il est évident que la décision de tout acte chirurgical met en jeu les bénéfices et les risques ainsi que les effets secondaires, qui contribuent, autant les uns que les autres, à l'élaboration de la pratique concernée.

L'épisiotomie reste un geste simple pour le médecin ou la sage-femme, mais il peut être parfois lourd de conséquences :

- hémorragie liée à une épisiotomie trop précoce ou trop latérale qui blesse le bulbe vestibulaire ;

- le périnée complet lié à une épisiotomie trop verticale; le thrombus[1] génital lié à l'insuffisance de l'hémostase[2] ;

- l'hématome qui se traduit par des douleurs bruyantes ;

- la fréquence du risque infectieux qui entraîne un lâchage des sutures et une ouverture du périnée ;

- la dyspareunie (douleurs pendant les rapports au niveau de la vulve et sans contracture de celle-ci). Cela étant, il ne faut pas oublier qu'il existe une dyspareunie quasi physiologique dans les suites de l'accouchement du fait de la brutale carence hormonale. Par contre, il existe une dyspareunie orificielle liée à des problèmes de cicatrisation avec constitution de granulomes inflammatoires et de petits névromes au niveau de l'épisiotomie. Il existe aussi des dyspareunies liées à une faute technique nécessitant une réintervention chirurgicale.

Il existe d'autres complications plus rares : endométriose sur épisiotomie, formations kystiques, fistule. Toutes ces complications sont assez rares compte-tenu de la fréquence de la pratique mais elles n'en constituent pas moins une partie des éléments propres à l'élaboration de ses représentations, tant chez les médecins que chez les patientes.

Tout comme la posthectomie, l'épisiotomie est un geste banal qui, s'il suscite des discussions parmi les spécialistes, ne provoque aucun débat réel dans la pratique quotidienne des maternités. C'est un geste routinier qui n'est jamais remis en

---

1. Thrombus : caillot-masse sanguine coagulé.
2. Hémostase : arrêt de l'hémorragie.

question. "C'est plus facile", "on ne se pose même plus la question". En centre hospitalier elle est sytématique : "L'interne la fait avant qu'il ne soit trop tard car c'est toujours difficile d'en déterminer le moment"; "Il vaut mieux la faire trop tôt que trop tard."

Certains médecins affirment que de toute manière cela se répare toujours et que les problèmes urodynamiques sont assez rares et largement secondaires face aux problèmes cérébraux du bébé. C'est le périnée qui fait barrière au passage du bébé : "C'est de plus en plus vrai à notre époque car il y a de plus en plus de femmes sportives." Le chiffre courant avancé par les médecins interrogés est de 85 % pour les femmes primipares. C'est pourquoi on se pose autant de questions sur une pratique aussi banale et logique. Elle prend une allure fortement préventive et joue un véritable rôle de rite de protection : rite de protection pour la mère et surtout pour l'enfant.

Si la littérature s'attarde essentiellement sur la protection du périnée chez les femmes et sur les suites urodynamiques de l'accouchement, les médecins interrogés accordent un part bien plus large à la protection de l'enfant. L'épisiotomie est avant tout pratiquée pour assurer la protection de l'enfant et éviter toute souffrance fœtale, d'où l'importance du choix du moment de ce geste : dans certaines maternités on établit le temps à 20 minutes. Ce temps est bien entendu arbitraire car la souffrance fœtale n'est pas toujours la même. Elle dépend de la fréquence des contractions : chez une femme qui présente des contractions très rapprochées la souffrance est plus rapide. Elle intervient donc durant l'expulsion. Elle en augmente la rapidité. Dans la pratique, l'état du périnée est secondaire, "la femme passe après l'enfant", "moi, je pense avant tout au bébé", "je ne vois que la vie du bébé".

Comme pour la posthectomie, il existe un hiatus entre la pratique et le discours: "Ce n'est pas la même chose d'en parler que de le faire"; "L'accouchement c'est rapide et violent, on n'a pas le temps de réfléchir à tout ça." Nombreux sont les médecins qui font ce geste de façon systématique. Parmi les gynécologues obstétriciens masculins interrogés, un seul avoue trouver ce geste agressif et violent. Les autres s'attachent plus à sa nécessité. A ce niveau, les femmes médecins se différencient : "Je n'aime pas le faire" ; "C'est un geste barbare mais nécessaire" ; "C'est couper le sexe de la femme, je n'aime pas couper". Ce terme de "couper" revient très souvent dans le discours sur l'épisiotomie, que ce soit celui du médecin ou de la patiente : "On m'a coupée."

L'accent est bien souvent mis sur la violence de l'accouchement. Violence au cours de laquelle ce geste devient tout à fait banal : "On ne s'en aperçoit même pas". Un point essentiel ressort. L'épisiotomie est une pratique de médecins. Les sages-femmes ne la font pas. Elles tardent beaucoup plus souvent pour la faire. Les médecins généralistes ne font que très peu cas de l'épisiotomie. Pour eux c'est une pratique tellement courante qu'ils ne se posent bien souvent pas la question de savoir si elle a été pratiquée. Elle fait partie intégrante de leurs représentations concernant l'accouchement. Il n'existe que très peu de plaintes concernant cette pratique qui semble assez bien acceptée par les patientes. Par ailleurs, les médecins avouent ne penser que très rarement à aborder cette question lors des visites.

Cette attitude des médecins est directement liée à celle des nouvelles mères dont les préoccupations sont essentiellement centrées sur l'enfant. Il est difficile de savoir si cette conduite est suscitée par la mère, par le médecin ou par le contexte de médecine générale. Il est probable qu'à ce niveau, médecin et patiente agissent en synergie, leurs représentations respectives se rejoignant dans l'intérêt du nouveau-né. Il semble, de toute évidence, exister un réel désintérêt des médecins généralistes pour l'épisiotomie, geste qui ne les concerne pas vraiment. Le peu de plaintes de la part des patientes ne les fait pas réfléchir outre mesure sur cette pratique. Les conséquences urodynamiques de l'accouchement et de l'épisiotomie lors de celui-ci semblent être une notion récente et floue.

Par ailleurs, il existe assez peu de prescriptions de rééducation périnéale post-partum, mais il est difficile de savoir si cela est dû au manque de prise en charge de ce type de problème par les médecins et par les femmes concernées ou bien à l'absence de véritables problèmes de ce type dans les suites d'un accouchement.

4.3. PATIENTES ET EPISIOTOMIE

Bien souvent, les femmes vivent très bien ce geste. Il apparaît, pour elles, d'une réelle nécessité lors de tout accouchement. Certaines ne se sont pas du tout préoccupées de ce geste dont elles ne se sont pas toujours aperçues qu'il avait été pratiqué. Dans la réalité, la femme ne se rend pas forcément compte de ce geste qui intervient à un moment où les douleurs sont trop intenses et où les efforts de poussée effacent tout autre type de douleur. C'est une constante pour toutes les douleurs au cours de l'accouchement : l'épisiotomie est très vite oubliée. Il est d'ailleurs toujours étonnant de voir comment les femmes, qui parlent pourtant bien souvent en termes de souffrance de leur accouchement, en oublient très rapidement les douleurs. Les femmes ne remettent pas véritablement en question ce geste. Les obstétriciens prétendent qu'après une épisiotomie on assiste le plus souvent dans un délai très court à l'expulsion du bébé. Les femmes, elles aussi, pensent que cela a pu l'influencer favorablement.

Certaines, par contre, assez peu nombreuses, critiquent violemment l'épisiotomie. Elles n'en comprennent pas toujours la nécessité. Pour les patientes, le terme couramment utilisé est celui de "couper". Une femme de 50 ans qui n'a jamais eu d'enfant s'étonne à propos de l'épisiotomie : "Pourquoi on utilise des ciseaux, ce serait mieux avec un couteau ou une lame." Cette représentation n'est pas très éloignée de celle concernant l'excision et l'infibulation qui sont parfois énoncées comme telles : dans certaines régions, comme chez les Bambaras, se faire exciser se disait s'asseoir sur un couteau. Il y a bien là la notion de coupure. Si on parle de "couteau de l'excision", mais aussi de "couteau de la maternité", on pourrait bien le comparer aux ciseaux de l'épisiotomie. Ces ciseaux de l'épisiotomie ou ces ciseaux de la maternité pourraient bien posséder la même valeur symbolique pour deux raisons :

- l'espace corporel concerné est identique, c'est le sexe de la femme ;
- le périnée, comme obstacle à l'expulsion, agit comme le clitoris, lui aussi considéré comme obstacle aux rapports

sexuels et à l'accouchement. Dans de nombreuses sociétés traditionnelles, le clitoris est supprimé chez les filles pubères susceptibles de procréer. La clitoridectomie (ou excision) n'est pas si éloignée que cela de l'épisiotomie. L'excision, comme rite de fécondité et de fertilité renvoie l'épisiotomie à une structure rituelle bien similaire dans un système interprétatif qui nous est propre et qui trouve son sens dans la biomédecine.

Les confusions relevées dans les différents discours entre épisiotomie et excision sont assez révélatrices des desseins symboliques assez proches de ces deux gestes.

Un autre élément important intervient dans les représentations, celui de la suture qui suit l'épisiotomie. C'est aussi celui de la suture concernant les déchirures spontanées. "Combien de points vous avez fait ?", c'est la question essentielle posée après l'accouchement. La réparation par suture est particulièrement importante pour la femme qui vient d'accoucher. Face à cela, il est fréquent que les femmes, après leur accouchement, appréhendent les rapports sexuels de peur que cela ne se déchire à nouveau. Quoi qu'il en soit, il est particulièrement difficile de savoir si cette peur est liée à la simple suture de l'épisiotomie où si elle est aussi générée par une modification psychologique due à une nouvelle maternité.

Parfois, on peut même se demander s'il n'y a pas un transfert des problèmes de sexualité de cette période de la vie du couple sur la cicatrice de l'épisiotomie. Qu'en est-il du père dans l'épisiotomie ?

Nombreux sont les pères qui assistent à l'accouchement de leur épouse. Ils n'en sont que spectateurs même si certains se voient obligés de sectionner eux-mêmes le cordon ombilical, ou bien de donner le bain à l'enfant. Si les femmes oublient rapidement la violence de ce geste, les pères sont, eux, fortement impressionnés. Certains détournent la tête, d'autres sortent de la salle.

Un homme décrit ainsi l'épisiotomie de son épouse quelques années après : "Ça a fait le même bruit que lorsqu'on coupe du mou pour les chats." Ce geste est souvent vécu de façon dramatique. Il apparaît toujours particulièrement agressif pour le sexe de leur femme. Certains évoquent même une idée de mutilation. D'autres évoquent une dépossession du corps et du sexe de leur femme, comme si on les leur prenait. Cela signifie qu'au préalable ils s'en sentent détenteurs et que d'autre part, le contexte médical s'emploie aussi à les en déposséder en même temps qu'à en déposséder la mère elle-même.

Il est vrai que le discours des gynécologues est parfois très révélateur : nombreux sont les gynécologues qui parlent de "ma femme", en évoquant leur patiente.

D'une façon générale, l'épisiotomie comme étant un geste mutilant et agressif est assez mal vécue par les pères . On peut, malgré tout, se demander si ce mal vivre est lié à ce simple geste ou au contexte de l'accouchement qui, d'une part est violent, et dont, d'autre part, ils sont quelque peu évincés.

Certains hommes assimilent cette pratique à une véritable mutilation sexuelle. De fait, la violence du geste se retrouve régulièrement dans les discours. Chez les hommes, c'est en tant qu'acte sexualisé violent qu'il intervient au niveau des représentations. Chez la femme, la violence du geste est moins exprimée. Ces dernières évoquent la cicatrice mais très peu le geste lui-même. Le terme de douleur est amplement évoqué ainsi que le traumatisme psychologique que peut entraîner une telle pratique.

4.4. EPISIOTOMIE, ACCOUCHEMENT ET NAISSANCE

L'épisiotomie est un geste généré par la situation d'accouchement qu'il est nécessaire d'aborder pour sa bonne compréhension dans le type de société où il intervient. Toute société entoure la naissance de rites multiples et d'habitudes traditionnelles. Il n'y a pas de raison pour que la société industrielle échappe à ce phénomène tant la situation d'accouchement suscite pour tous des angoisses productrices de la réactualisation de mythes dans le climat de violence corporelle que nous lui connaissons.

A ce titre, l'utilisation de lieux sacrés pour la naissance, et dont la maternité en est la formule contemporaine occidentale, paraît bien être une pratique universelle. Ces lieux sont nombreux :

- la Bible révèle que les anciens hébreux avaient pour coutume d'enfanter sur des pierres ou "briques d'accouchement" consacrées ;

- à Rome, dans les riches familles patriciennes, une pièce de la maison était réservée aux naissances ; le mari en donnait la clef à son épouse lors des premières douleurs du travail.

Ces lieux réservés posent des constantes universelles. Le lieu de l'accouchement est toujours distinct des lieux de vie quotidienne. Il est toujours désexualisé. Cette mise à distance est toujours rationalisée par l'impureté du sang utérin.

Dans notre société, elle l'est par les risques infectieux, interprétation biomédicale spécifique qui note l'importance du comportement hygiéniste de la pratique médicale. Cette mise à l'écart n'est pas sans évoquer une phase de réclusion initiatrice entourant la naissance d'un enfant, renvoyant encore à la valeur initiatique de cet événement.

Ce qui renforce encore cette perspective initiatique, c'est la présence des femmes qui aident l'accouchée. Dans les sociétés traditionnelles, ces femmes sont toujours des femmes âgées capables d'offrir à l'accouchée une bonne identification maternelle. En témoignent des textes anciens comme celui de Platon dans le dialogue avec Théététe, où Socrate précise que l'art de la sage-femme doit être exercé par des femmes âgées ayant déjà eu des enfants et étant incapables d'en concevoir.

Ainsi, en France, lorsque la profession s'institutionnalise, en 1580, les aspirantes doivent faire preuve d'une existence vertueuse. Derrière l'énoncé de telles nécessités, se profile, on peut l'imaginer, l'image de la sorcière et de la matrone. Cette image met encore l'accent sur l'ambivalence des femmes face à la maternité et à la fécondité. Certains rêves font état de la peur de la sage-femme et de l'angoisse de mort suscitée par l'épreuve de l'accouchement. Cette représentation négative de la sage-femme était encore en vigueur il y a quelques années. Elle surgit parfois dans quelques observations, mais aussi au travers de l'attitude perverse de certaines sages-femmes.

La présence de l'homme est universellement prohibée lors de l'accouchement. Sa présence n'est apparue que récemment dans la société occidentale en même temps que l'accouchement est devenu une affaire médicale. Face à cela, la situation d'accouchement semble être devenue plus rassurante pour certaines femmes qui gardent encore la hantise de tomber sur une sage-femme "cruelle et désagréable".

C'est avec cette médicalisation de l'accouchement qu'est apparue l'épisiotomie : il s'agit d'un geste médical qui a été introduit par le médecin. Ce fait a transformé l'accouchement en acte sexué, rôle nouveau qu'il n'avait jamais eu puisqu'il était autrefois géré par les femmes. C'est surtout sa prise en charge par les hommes qui l'a resexualisé.

Le monde occidental contemporain propose donc un schéma tout à fait original : d'une affaire de femmes, l'accouchement est devenu une affaire d'hommes ; d'un acte désexualisé, il est devenu un acte sexué. Il s'inscrit dans un vaste réseau déjà évoqué pour l'I.V.G., celui du contrôle de la reproduction par les hommes et par la société. Le lieu de la maternité est, au même titre que les lieux déjà évoqués pour les accouchements dans d'autres sociétés, un lieu sacré, lieu d'isolement qui s'en différencie pourtant par son ouverture aux hommes et aux époux. La maternité est toujours entourée d'une image particulière où s'entrechoquent les idées de mort, de naissance et de violence, mais aussi de souffrance. Elle constitue un lieu à part, géré par le médecin, un lieu de retraite où la société se projette dans l'avenir : lieu feutré et aseptisé, surface d'émergence de nombreux "rites de protection" concernant la mère et l'enfant. C'est un véritable espace de rite où s'adonne plus que partout ailleurs la ritualité médicale propre à toute pratique médicale. C'est dans ce contexte fort en ritualité, et dans une perspective combien "protectionniste", que se situe l'épisiotomie et que se structurent les représentations la concernant. L'épisiotomie, encore une fois, fait appel à l'hygiène et à la prévention, et c'est bien dans ce système interprétatif qu'elle s'insère.

C'est le contexte essentiel du premier accouchement qui donne à l'épisiotomie une grande partie de son sens. C'est avant tout une atteinte sexuelle et sexuée du sexe de la femme qui intervient dans un espace-temps des plus spécifiques avec une systématisation surgissant dans un contexte social et sociologique bien particulier. Pour les femmes de notre société, si l'apparition des règles est un facteur important, la maternité et surtout la première grossesse permettent à la femme d'accéder au sommet de son identité sexuelle, étroitement liée encore à la reproduction et à la maternité. Paradoxalement, l'I.V.G. dénonce bien cet état de fait au travers de certaines grossesses initiatiques vouées à l'échec.

Ce n'est pas sans raison que les pratiques sociales en matière d'initiation montrent une certaine pauvreté dans ce domaine pour les femmes. Celles-ci n'éprouvent que très peu le besoin de réaffirmer leur identité qu'elles vivent tous les mois avec la survenue de leurs règles, et qu'elles retrouvent aussi avec leurs grossesses, mais aussi d'une certaine manière avec la contraception.

Contrairement aux hommes, les femmes n'ont pas besoin d'une mise en représentation d'elles-mêmes. C'est ainsi que les femmes n'ont nullement besoin de pratiques initiatiques telles que celles qui sont proposées aux hommes. La nature les leur sert sur un plateau que la société s'empresse de reconnaître, voire de s'approprier de quelque manière que ce soit : prise en charge sociale de la maternité, de l'accouchement, de la contraception et de l'avortement, congés de maternité, consultations de P.M.I. (Protection Maternelle et Infantile).

Là encore, les sociétés traditionnelles sont d'un sérieux apport. Il est assez fréquent d'y voir l'initiation reléguée au moment du mariage. C'est parfois seulement à ce moment que les femmes subissent l'excision. Les similitudes entre l'initiation des jeunes garçons et la maternité ou la grossesse ont déjà été signalées. Celles-ci renvoient l'homme à son désir de contrôle de la reproduction et d'identification à la femme dans ce domaine avec désir évident de réappropriation de la reproduction. Ce type de revendication masculine s'exprime dans certaines théories indigènes de procréation. Par exemple, les habitants de l'île d'Alor s'interdisent les rapports sexuels durant la grossesse ; ils affirment en revanche que ceux-ci doivent être répétés afin d'aboutir à la conception.

Les mythes sont parfois très intéressants pour la compréhension de ces éléments. Chez les Ila de la Rhodésie du Nord, la procréation dépend, comme tous les processus organiques, de créatures appelées Bapuka qui sécrètent le sperme de l'homme. La femme en possède deux, l'un est mâle et l'autre est femelle. Le premier est inactif, du second dépendent toutes les fonctions de reproduction.

Ce dernier existe chez les filles impubères avec lesquelles il grandit et c'est lui qui leur "donne le sang". Le nom qu'on lui donne signifie le "façonneur", car il forme l'enfant dans l'utérus où il demeure, de la tête à l'orifice. Si le sperme arrive suffisamment loin pendant les rapports sexuels, le Bapuka l'attrape par la bouche ; il ne peut aller au-delà de l'orifice de l'utérus. Après avoir saisi le sperme, il le lèche, le roule sur lui-même et de cette manière le façonne en fœtus. Au moment de l'accouchement, le Bapuka répugne à laisser sortir sa créature et les douleurs de la parturition sont provoquées par la lutte qu'il mène pour retenir l'enfant. Quelquefois il s'enroule autour de l'orifice de l'utérus pour empêcher l'enfant de sortir. S'il retient l'enfant, c'est parfois avec l'intention de le dévorer. On s'aperçoit lorsque l'enfant naît qu'il possède un bec de lièvre ou des oreilles incomplètes : le Bapuka avait commencé à le dévorer.

Cette théorie animiste de la procréation est importante car elle laisse supposer une importante agressivité de la part de l'utérus sur l'enfant. Elle renvoie de ce fait directement à l'ambivalence de la mère. Quant à l'importance du rôle des hommes dans la procréation évoquée par les habitants d'Alor, elle est bien souvent confirmée par des pratiques initiatiques qui mettent particulièrement bien en image leurs désirs de procréation. Comme exemple : les Chagas établissent une équivalence, de manière plus ou moins consciente, entre l'obturation des jeunes gens à la fin de leur initiation et la grossesse féminine qu'on signifie par l'expression "la femme se ferme", parce que la source de sang se tarit. On remarque que la durée de l'initiation des garçons est de neuf mois.

Ainsi, neuf mois s'écoulent du début des cérémonies jusqu'à la fin, la dernière se termine par la mise en place du ngoso, le "bouchon" qui fut probablement à l'origine chez les hommes, l'équivalent de l'arrêt de la menstruation.[1]

Ici, la grossesse prend une forte connotation initiatrice pour la femme mais aussi pour l'homme quand il essaie de se l'approprier. Il s'agit bien d'un désir de réappropriation de la procréation par les hommes. C'est aussi dans ce contexte qu'intervient l'épisiotomie, intégrée qu'elle est dans le réseau

1. Gutman, cité par N. Belmont, 1978

médical qui vise à la réappropriation de la reproduction par les médecins.

Les Dogons proposent une autre illustration de ce phénomène. Pour les hommes, l'âme femelle siège dans le prépuce, et pour la femme, l'âme mâle siège dans le clitoris. Mais la préscience du Nommo montra sans doute les inconvénients de cet état de fait : le Nommo pratique la circoncision ; le prépuce se métamorphose en nay, lézard noir et blanc, entité femelle. L'accouplement peut alors avoir lieu, et c'est au cours de l'accouchement que se déroule l'excision : le peuple dogon est issu de cette union. Dans les origines mythiques des Dogons, l'excision, qui est un acte d'initiation de la jeune fille, est directement lié à l'accouchement donnant à celui-ci une très forte valeur initiatique. Face à ce récit mythique, on est en droit de se demander quel rôle joue dans notre société un geste tel que l'épisiotomie qui intervient, lui aussi, au moment de l'accouchement. Face à cela, les pratiques d'inscription génitales sont bien souvent associées au premier accouchement en complément de l'initiation induite par la nouvelle maternité. Entre autres, l'excision est toujours censée favoriser la fertilité. L'infibulation possède manifestement la même réputation. Cette dimension apparaît clairement dans certaines cultures où elle s'intègre dans la dialectique de la bisexualité des mythes fondateurs.

Mais aussi, l'excision est également réputée pour favoriser le maintien et le bon développement de la grossesse, en particulier chez les Kissis, les Ibidos et les Ibos Ogbaru, ces derniers allant même parfois jusqu'à pratiquer l'opération chez la nullipare au cours du premier mois de grossesse. C'est dans cette aire géographique que le clitoris est considéré comme dangereux pour l'enfant lors de l'accouchement. C'est le cas chez les Mossis de Haute-Volta, les Dogons et les Ibos qui justifient la pratique coutumière de l'excision par la crainte que la tête de l'enfant ne rentre en contact avec le clitoris. Certaines femmes somalis vantent les mérites de l'infibulation sur le maintien de la grossesse par la protection qu'elle exerce sur l'utérus gravide. L'une d'entre elles ayant entendu parler de l'opération du cerclage du col de l'utérus sur la femme qui, en début de grossesse, présente une béance du col, "compara ironiquement cette technique occidentale moderne à l'infibulation"[1].

On ne peut s'empêcher de comparer ces pratiques traditionnelles aux pratiques médicales dont les visées sont exactement les mêmes dans un système de représentations qui est très proche de celui qui conditionne parfois l'excision et l'infibulation : le périnée, en tant qu'obstacle rompu par l'épisiotomie lors de l'accouchement, opère de la même façon sur le plan symbolique que le clitoris par exemple, ou que l'infibulation dans la mesure où celle-ci agit, quant à elle, comme pourrait agir un périnée bien musclé pour le maintien d'une grossesse. On se trouve finalement dans le même registre interprétatif quand il s'agit du périnée comme obstacle à l'expulsion. L'épisiotomie pourrait bien y jouer le même rôle que l'excision, tant elle a pour fonctions essentielles de faciliter l'accouchement en protégeant la femme et le bébé.

Dans cet ordre d'idée, les Somalis font appel à l'infibulation dans la cure du prolapsus de la femme âgée. On est assez souvent étonné des similitudes de gestes portant sur le sexe de l'individu d'une société à une autre, comme l'a déjà montré la circoncision. Le système interprétatif biomédical ne paraît finalement pas si éloigné du système interprétatif qui génère dans certaines sociétés traditionnelles les pratiques d'inscription corporelle.

Voici l'exemple de l'infibulation chez les femmes somaliennes. Lors de l'accouchement, l'ouverture laissée par l'infibulation n'est pas suffisante pour laisser passer la tête de l'enfant. Il faut donc à nouveau inciser pour permettre la naissance. Au village, au moment où la tête apparaît à la vulve, la grand-mère passe l'éternel "petit couteau" entre la tête et la paroi d'infibulation, puis recueille l'enfant. La plaie est lavée à l'eau tiède puis les lèvres de celle-ci sont rapprochées et souvent solidarisées avec des épines ou à l'aiguille. La coutume du petit couteau est tellement enracinée qu'il a été jusqu'alors impossible aux médecins européens de s'y opposer. Les sages-femmes, tout comme les médecins français, ne peuvent concevoir un accouchement sans une incision périnéale au moins, parfois deux, complétées, si nécessaire, par une incision verticale de

---

1. M. Erlich, 1986

l'infibulation. De plus, les infirmières somaliennes exigent, de même que les accouchées, de resuturer les différentes incisions.

Dans le cas où les sutures ne sont pas satisfaisantes, les femmes reviennent en consultation pour demander une plastie vulvaire correcte de fermeture : "Si cela ne serre pas mon mari serait frustré et pourrait me répudier." On constate ici l'influence déterminante des femmes sur ce type de pratiques.

L'anthropologie n'a de cesse de rapprocher le petit couteau, couteau de l'excision, et les ciseaux de l'épisiotomie. Elle renvoie aussi directement à une certaine forme de réappropriation de l'accouchement et de la procréation par les hommes ainsi qu'à un contrôle de la sexualité des femmes, l'un n'allant pas sans l'autre.

Cette synergie se retrouve dans les systèmes interprétatifs qui intègrent infibulation et excision comme rites de fertilité et de fécondité à une fonction évidente de contrôle de la sexualité des femmes. Cette fonction est particulièrement claire pour la pratique de l'infibulation.

4.5. LE SEXE DE LA FEMME ET L'EPISIOTOMIE DANS L'HISTOIRE DE LA PRATIQUE MEDICALE

L'histoire de la pratique et de la pensée médicales est fort intéressante pour l'analyse de la construction de tout geste médical. Il faut savoir que la pensée médicale a pris naissance dans d'autres lieux que la médecine : la philosophie, la pensée populaire tout autant que le pouvoir. La médecine n'est pas seulement l'art de soigner ou de guérir, elle n'est d'ailleurs que très peu cela. Elle est bien souvent l'alliée de la philosophie et de la morale judéo-chrétienne. Le rôle du médecin n'est pas toujours défini par sa profession, mais aussi par la personnalité que lui confère cette pratique.

Il existe aussi une dynamique de cette pensée qui a toujours été en pleine mouvance, bien que dominée par de grandes lignes de conduite, des orientations stables, particulièrement en matière de sexualité.

Il paraît par ailleurs important de noter que la médecine a toujours été le fait des hommes. Elle est donc dominée par un système de pensée exclusivement masculin. C'est bien dans cette perspective qu'il est nécessaire d'aborder l'épisiotomie et toutes les pratiques médicales.

4.5.1. PLACE DE LA FEMME DANS LA PENSEE MEDICALE

Quelle place a pu prendre la femme et son corps dans la pensée médicale de notre société ? Une chose est sûre, c'est que l'on s'est avant tout intéressé à l'utérus de la femme comme étant à l'origine des maux les plus divers. Il semble surtout que les déplacements internes de la "matrice" étaient censés représenter autre chose que des modifications mécaniques : présence d'êtres mystérieux tapis dans le corps des femmes, représentation renvoyant directement à la peur du sexe de la femme et surtout, à cette image fort répandue du vagin denté.

Au temps de la médecine hippocratique, la santé dépendait essentiellement de l'équilibre qui régnait entre les quatres humeurs dont se compose le corps humain: le sang, la bile, l'eau et le phlegme. La santé signifiait la bonne circulation de ces quatre humeurs. On comprend à quel point on a pu alors être attentif à l'écoulement régulier des menstrues chez la femme.

Dans ce système interprétatif, tout dérèglement dans l'écoulement peut se traduire par un engorgement, et la grossesse et la maternité sont donc créditées d'une influence favorable. Il en va de même pour la sexualité qui assure la tranquillité de cet organe qu'est l'utérus. Dans le même ordre d'idées le mariage est bien souvent conseillé aux jeunes filles comme remède lorsque la matrice n'est pas assez irriguée, ce qui l'expose à toute sorte de maladies. Par ailleurs, la matrice, organe féminin par excellence, est placée bien loin du siège des pensées nobles, "et il revient à l'âme rationnelle qui se loge dans la tête de le gouverner". Ainsi, tous les discours philosophiques mettent l'accent sur l'infériorité de la femme.

Le discours est avant tout idéologique. Il renvoie le corps de la femme dans la vision du monde à laquelle celle-ci doit se plier. Même lorsque les médecins ont essayé de mieux comprendre le corps de la femme, les arguments d'ordre biologique viennent encore à la rescousse de l'ordre social. Il ont d'abord trouvé ce qu'ils venaient chercher : les confirmations du discours philosophique sur les femmes.

Quoi qu'il en soit, l'utilité des organes génitaux a, bien sûr, toujours été la reproduction. Le plaisir qu'on en retire n'est là que pour cette raison, et l'utérus migrateur est resté longtemps de rigueur, provoquant toute une série de maux exclusivement féminins.

Quant à l'obstétrique, en Occident, elle a d'abord été le fait des sages-femmes dont la profession était considérée avec condescendance par les médecins pendant longtemps.

Plus tard encore, le discours médical est resté très ambigu face à la femme à qui l'on attribue des pièges de plus en plus nombreux. Le "sexe faible" est maintenant appelé le "beau sexe", mais cette beauté est présentée comme une arme spécifique de la femme. Il est indéniable que la relation des médecins avec les femmes est fortement imprégnée par les divers modèles interprétatifs concernant son corps et son sexe. Ceux-ci font appel à une symbolique toute particulière. Ils entrent probablement pour une grande part dans l'élaboration des pratiques médicales touchant le sexe de la femme.

4.5.2. HISTOIRE DES PRATIQUES SEXUELLES FEMININES

Quelles ont donc été les pratiques sexuelles dans la société occidentale ? Les "mutilations sexuelles" évoquées fréquemment à l'encontre de nombreuses sociétés traditionnelles ne sont pas spécifiques à ce type de société.

Bien avant que la médecine contemporaine prenne en charge le sexe et la sexualité de la femme, la clitoridectomie et l'infibulation furent pratiquées en Europe occidentale par des seigneurs féodaux ou des maris atteints d'une jalousie maladive, ainsi que par des médecins cupides aux Etats-Unis.

La méthode d'infibulation occidentale repose sur des moyens mécaniques. Une des méthodes consiste à faire passer des anneaux dans les lèvres de la vulve et à les fermer par un fil de fer ou un cadenas. Une autre méthode fait appel à la ceinture de chasteté qui aurait été rapportée en Europe par les croisés revenant de Terre sainte et du Proche-Orient, il y a plus de mille ans. Elle était utilisée par les maris lorsqu'ils partaient en voyage :

L'appareil consiste en un corset de fer ou d'argent et d'une barre de métal recourbée, passant entre les jambes. Cette barre, étroitement ajustée, est perforée d'un petit orifice entouré de pointes. La femme était enfermée dans cet instrument de torture dont seul le mari portait la clef. Le port de la ceinture était une chose très pénible, même quand le mari était à la maison pour ouvrir de temps en temps le cadenas et permettre à sa femme de se soulager et de faire sa toilette. Mais, quand le seigneur et maître partait en guerre, sans revenir pendant des mois et même des années, on a peine à imaginer la saleté accumulée...[1]

Si on n'a pas réellement à faire à une mutilation sexuelle à part entière, comme dans l'infibulation, cette coutume de l'Europe médiévale met en lumière les relations étroites entre virginité et propriété de la femme par son mari. L'infibulation n'est ici plus très loin : "Une ceinture et une pièce pour le dessous, si étroitement verrouillée qu'une fois harnachée, il n'est plus question pour elle de s'adonner aux doux plaisirs, car elle ne dispose que de quelques petits trous pour pisser au travers."

Ces pratiques ont subsisté assez tardivement : une maison de commerce français distribuait en 1880 un prospectus ventant une "camisole de force" d'un genre particulier :

Ses avantages sont multiples. Notre camisole préserve non seulement la pureté des vierges, mais aussi la fidélité des femmes mariées. Le mari peut laisser son épouse seule, sans craindre de voir son honneur bafoué, ses affections aliénées. Les pères seront sûrs de leur paternité, et n'auront plus ce doute terrible que leurs enfants pourraient être les rejetons d'un autre. Ils pourront garder sous clef un bien plus précieux que de l'or[2].

---

1. Hosken F., 1983
2. Hosken F., 1983

Ici, la raison essentiellement évoquée est le contrôle de la descendance associé à un contrôle de la virginité et de la sexualité des femmes mariées. Les exemples de ce type sont malheureusement nombreux : encore en 1894 et en 1906, le service d'immigration des Etats-Unis cite deux cas d'infibulation sur des femmes en provenance de l'Europe de l'Est.

L'essort de la gynécologie et le développement de l'obstétrique va quelque peu modifier ce type de pratiques, en donnant la primauté à la chirurgie qui n'a rien à lui envier. Les organes génitaux des femmes deviennent très vite une mine d'or pour les chirurgiens et les médecins qui peuvent enfin mettre en actes leurs fantasmes. Ainsi, les premières clitoridectomies furent pratiquées en Angleterre puis aux Etats-Unis, sans aucun lien avec les pratiques africaines, ignorées des chirurgiens de cette époque. Leur but était de remédier à la masturbation et de juguler la sexualité féminine. C'est ainsi que des hommes de condition aisée ont fait exciser leur femme parce que les médecins les avaient convaincus que la clitoridectomie était le remède à un grand nombre de vagues troubles féminins regroupés sous le nom d'"hystérie".

La peur de la masturbation a fait pratiquer la clitoridectomie aux Etats-Unis jusqu'à la fin des années trente. La Orificial Surgery Society avait été constituée vers les années 1890 et publiait une revue qui prônait la chirurgie pour toutes les déviations du clitoris normal.

La chirurgie des orifices était recommandée pour tout, de la rougeole à la mélancolie, y compris la kleptomanie. La revue de la Société décrit des quantités d'opérations qui auraient guéri les maladies les plus diverses y compris le hoquet.

On retrouve dans la littérature médicale occidentale des représentations trouvées dans certaines ethnies noires africaines à propos de l'excision et de l'infibulation. Ainsi, le clitoris doit être enlevé lorsque ses dimensions "empêchent les actes licites de l'amour". Ozanam communique un cas de guérison de nymphomanie par application d'une solution de nitrate d'argent sur le clitoris et les petites lèvres - ce type de thérapie aurait bien entendu du mal à ne pas réussir ! On peut noter l'originalité de ces diverses pratiques : en Afrique, dans certaines ethnies, on utilise les fourmis rouges qui ont le soin de manger ce petit bout de chair. L'infibulation a aussi fait partie de l'arsenal thérapeutique de certains chirurgiens.

M. Erlich a retrouvé dans la littérature médicale récente, un cas pratiqué en milieu hospitalier en Grande-Bretagne[1], chez une adulte jeune présentée comme psychopathe, porteuse d'une plaie vaginale torpise, manifestement auto-entretenue : l'occlusion par suture vulvaire qui dura une semaine favorisa la cicatrisation et permit de confirmer les hypothèses pathogéniques de cette ulcération. On remarque donc que, partout, même en Occident, ce type de pratique a pour fonction de préserver la virginité des jeunes filles, tout au moins d'en diminuer l'activité sexuelle.

Si l'infibulation, tout comme la ceinture de chasteté, prévient tout rapport sexuel de façon mécanique, l'excision préserverait la virginité en prévenant tout désir sexuel. Elle est aussi bien souvent présentée comme moyen de contrôle de la sexualité féminine, et l'infibulation, elle, pourrait bien être, entre autre, l'étape ultime de ce contrôle. On constate aisément que la médecine n'est pas très éloignée des pratiques que l'on qualifie de "mutilations sexuelles" quand elles ne font pas partie de notre répertoire habituel. Les médecins ont toujours été particulièrement inventifs, et leur créativité n'est pas toujours très éloignée de celle des sociétés traditionnelles dont les usages sont parfois si violemment récriés.

Les discours proposés à propos de ces pratiques occidentales renvoient à des représentations concernant le contrôle des femmes et de leur sexualité. Ils font parfois appel à la prévention et à des mesures hygiénistes. Ces pratiques, quelles qu'elles soient, expriment une énorme agressivité dirigée sur le corps des femmes à l'encontre de leur sexualité et de l'épanouissement de cette sexualité dont les limites de normalité sont désignées par les médecins qui dépassent largement leurs fonctions.

Il faut signaler qu'actuellement en Europe, nombreux sont les médecins pratiquant des mutilations sexuelles sur des fillettes immigrées, à la demande des parents. Ils mettent en évidence le droit scandaleux que les médecins s'arrogent trop souvent sur le corps des femmes, mais aussi l'idéologie totalitaire que cela sous-tend. Ces procédés, bien

1. Mc Queen, 1974

qu'exceptionnels, et le discours qui les accompagne dans notre société montrent du doigt des éléments importants pour l'interprétation de ce geste qu'est l'épisiotomie.

Comme geste sexué et sexualisé, elle renvoie au même espace local symbolique que les pratiques précédemment citées. L'agressivité sur le sexe de la femme pourrait bien s'être déplacée, sous couvert de la prévention, vers l'espace-temps de l'accouchement, plus que vers celui de la sexualité.

Elle continue pourtant à renvoyer à une certaine forme de contrôle de la fécondité et de la génitalité par contrôle médical de la reproduction et de l'accouchement dont l'affirmation est donnée par un geste particulier qui est de l'ordre de la marque, et dont l'"efficacité symbolique" est indéniable. Celle-ci est obtenue par le type de geste (ouverture), l'espace local du geste (la vulve), le moment du geste (l'accouchement), le détenteur du geste (le médecin) et le lieu où s'effectue ce geste (la maternité). Cette efficacité est propre à tout geste médical.

4.6. INTERPRETATION

Il faut insister sur le côté rituel et sacrificiel qu'évoque cette pratique au milieu du sang et de la douleur. Le contexte dans lequel elle intervient, la naissance, n'est pas non plus sans une valeur rituelle initiatique notable. Par ailleurs, la naissance elle-même, qui à notre époque nécessite une hospitalisation, est renvoyée à elle seule, comme toute hospitalisation, à une épreuve rituelle et initiatique dans laquelle on retrouve toutes les séquences d'un rituel initiatique avec séparation et épreuve par le sang dans un lieu particulier.

L'accouchement est bien souvent vécu comme un acte de courage, tant dans la société occidentale que dans de nombreuses sociétés traditionnelles. Nombreuses sont les femmes qui ont peur de l'accouchement. Elles expriment parfois très clairement la notion d'épreuve et de mérite : "Il faut bien souffrir un peu." On se souvient de ces paroles connues : "Tu enfanteras dans la douleur."

Ce type de représentation qui évoque une épreuve initiatique dans l'accouchement n'est pas spécifique à notre société. Une femme serer parle : "Chez les Serers, l'épreuve de courage c'est le tatouage, quand tu es jeune fille ; et puis après c'est l'accouchement."[1]

4.6.1. L'EPISIOTOMIE, UN GESTE SEXUE

L'épisiotomie doit avant tout être abordée comme geste sexué, sexuel et sexuellement dirigé. Dans ce sens, l'efficacité symbolique du geste se situe au niveau des représentations corporelles. A ce titre, il est parfois un véritable rite de reinvestissement corporel à la suite de l'accouchement. Il semble que ce soit pour cette raison que ce geste agressif soit aussi peu remis en question.

En effet, il y a, à travers la grossesse et l'accouchement, une série de menaces portant sur l'intégrité corporelle qu'il ne faut pas négliger. La plasticité du corps, sa vulnérabilité, les transformations qu'il subit au cours d'une grossesse, tout autant que sa désexualisation, impliquent une réparation post-partum. Dans ce contexte, on oublie trop souvent le corps de la femme une fois son rôle reproductif terminé. Il n'est qu'à constater le peu d'intérêt porté au sexe de la femme, pourtant sévèrement malmené, par les médecins lors des visites post-accouchement. Les femmes se plaignent de ce désintérêt au sujet des difficultés du premier rapport sexuel, de la cicatrisation de la vulve, des problèmes de frigidité et des dyspareunies.

Par ailleurs, si l'épisiotomie se veut de prévenir les ruptures du périnée, ce n'est que depuis très récemment qu'une femme en sortie de couches se voit prescrire une rééducation périnéale.

Chez de nombreuses patientes on assiste à un fort besoin de réassurance de l'intégrité corporelle par de nombreuses conduites de vérification du corps : consultations pour dépistage, frottis, contraception, conduites de récupération du corps (régimes, sports...), de revalorisation (maquillage, habillement) et, bien entendu, des conduites de séduction.

---

1. Raulin A., 1987

On a trop souvent tendance à croire que la femme est uniquement portée vers son enfant après l'accouchement. Si l'on associe souvent la dépression post-partum au vide ressenti après un accouchement, on oublie les difficultés de réinvestissement du corps.

C'est dans ce contexte que s'élaborent les bénéfices provoqués par l'épisiotomie qui possède une place importante dans le réinvestissement du corps : si l'épisiotomie constitue une véritable ouverture, elle est rarement vécue comme telle. Dans la mesure où elle est suivie d'une suture, elle apparaît dans le sens d'une réparation des dégâts corporels causés par l'accouchement. Dans ce sens, elle intervient dans la restructuration du schéma corporel.

Ce n'est pas tant l'épisiotomie qui est efficace que la suture dont elle fait l'objet dans cette dynamique d'ouverture-fermeture. C'est un point important : nous avons vu que les femmes sont toujours fortement intéressées par le nombre de points qui leur sont pratiqués.

Il va sans dire que le geste, à lui seul, renvoie à une hyperféminisation de la vulve qui échappe autant aux médecins qu'aux patientes. On peut se demander s'il ne permet pas au groupe des hommes de lutter contre une certaine phallicisation de la vulve lors de l'accouchement.

C'est à ce moment précis que s'affirme le symbolisme mis à jour par la psychanalyse entre l'enfant et le pénis, l'enfant impliquant par sa présence même une phallicisation de la vulve.

Cette phallicisation de la vulve est une représentation qui est parfois directement liée au clitoris : chez les Somalis, par exemple, le vagin est une réelle blessure et la clitoridectomie supprime le pénis féminin.

Il en va de même pour cette représentation fréquente des femmes qui croient uriner par le clitoris. De nos jours, nombreux sont les auteurs qui exposent des travaux sur la sexualité féminine mettant en évidence l'existence d'une éjaculation féminine ainsi que d'une nouvelle zone érogène qu'il est convenu d'appeler le point G.

L'épisiotomie pourrait donc posséder comme fonction inconsciente celle d'un rite d'identité féminine pratiqué par les hommes comme réassurance contre la représentation angoissante de la vulve phallicisée, en même temps qu'une réappropriation de la reproduction par identification à la femme qui enfante. L'agressivité exprimée au travers de ce geste serait le corollaire à la rivalité en matière de procréation, et à la peur du sexe de la femme comme risque potentiel de prise de pouvoir.

4.6.2. EPISIOTOMIE ET PEUR DE LA FEMME

Il n'est pas impossible que ces éléments suscitent une certaine agressivité sur le sexe des femmes, par rivalité et envie, mais aussi par peur. Le caractère anxiogène du sexe de la femme s'inscrit dans de nombreuses sociétés. Nombreux sont les récits qui évoquent sans conteste le thème bien connu du vagin denté.

Lederer évoque plus de trois cents exemples de ce thème retrouvé chez les seuls Indiens d'Amérique du Nord. Les Indiens tobas prétendent que les premières femmes possédaient à l'origine des vagins dentés avec lesquels elles s'alimentaient. Ce n'est qu'après que le héros traditionnel eut brisé toutes les dents sauf celle qui donna le clitoris que les hommes purent avoir des rapports sexuels sans danger. Ce dernier mythe désigne les relations entre excision et peur du sexe de la femme, excision et peur du clitoris, mais surtout excision et vagin denté. Il faut évoquer cette coutume où les jeunes filles venant d'être excisées se voient affublées d'un pénis en terre dans leur vagin afin d'éviter à tout esprit mal intentionné d'y pénétrer avant le premier rapport avec le mari.

Certaines pratiques révélent encore le caractère dangereux de la défloraison, et montrent les propriétés dangereuses du sang virginal à l'instar de celui de la menstruation. Il en est ainsi lorsque la défloraison est confiée à un substitut du mari protégeant ainsi l'époux des périls de l'acte sexuel initial placé la plupart du temps sous la menace de la castration.

L'Afrique propose encore un mythe assez significatif. Il est rapporté par Frœbenius (M. Erlich,1986). Il intéresse la légende des Ben Lulua du Congo :

Kalembollo qui a une grosse verge a envie de faire l'amour avec une femme. Il en trouve une, mais celle-ci a des dents dans son vagin et lorsqu'il éjacule elle le mord avec ses dents. Blessé, il guérit assez rapidement et tente de récidiver, mais lorsqu'il veut éjaculer, la femme lui coupe la verge avec ses dents du vagin. La verge reste dans le corps de la femme jusqu'aux dents de la bouche. Lui et la femme meurent...

Cette légende n'est pas sans rappeler le vaginisme comme substrat biologique de ce mythe universel du vagin denté. G. Devereux évoque, dans le même ordre d'idée, la fantasmatique du "pénis captivus" qui serait considérée comme essentiellement féminine, s'accompagnant parfois d'un passage à l'acte. Cette gynophobie est souvent associée au tabou menstruel, y compris dans notre société où il existe des réticences quant aux rapports sexuels au moment des règles.

La littérature ethnologique rapporte énormément d'éléments d'évitement des femmes en période menstruelle, lié au caractère dangereux et polluant des règles. Dans la plupart des cultures il rend la femme impure et dangereuse, contaminant directement l'eau et les aliments. Il n'est qu'à rappeler les tabous concernant la cuisine française, et surtout la préparation du cochon.

La femme aussi éprouve certaines réticences à l'acte sexuel pendant les règles. Elle a souvent une très nette tendance à dévaloriser ses organes génitaux. Cette dévalorisation s'exprime essentiellement à la puberté et au moment des règles. G. Devereux attribue cette dépréciation à une manifestation du complexe de castration féminin s'étendant également aux zones érogènes secondaires : c'est ainsi que souvent le développement des seins est très mal vécu par les jeunes filles.

4.6.3. L'EPISIOTOMIE COMME GESTE MEDICAL

Mais l'épisiotomie est avant tout un geste médical. Il est effectué par le médecin sur le corps des femmes. En cela, il renvoie au même type de problématique que l'I.V.G. L'épisiotomie relève du même processus : elle est une façon pour l'homme de se réapproprier la naissance et le contrôle de la descendance. Nombreuses sont les sociétés qui font état de ce type de représentations sous des formes parfois bien différentes. C'est à ce niveau que se tisse le lien entre les pratiques comme l'épisiotomie, la contraception et la circoncision, circoncision qui, comme initiation masculine, serait de prétendre que les hommes, eux aussi, peuvent enfanter.

Pour confirmation, chez les Chagas, la durée de la gestation dépend du clan du père. Chez les Bassa du Sud Cameroun c'est le sperme qui bloque la sortie du sang menstruel. Dans les îles d'Alor l'enfant est supposé se former à partir de l'accumulation des fluides séminaux et menstruels. Chez les Yao du Mozambique ce sont les rapports sexuels qui font se coaguler le sang dans la matrice. En Occident on connaît la théorie de la double semence où la semence active vient de l'homme. Dans le même ordre de représentations, il paraît vraisemblable que le médecin, lors de l'accouchement, se substitue à la femme. L'identification à la femme est parfois évidente. Elle est révélée par de nombreux praticiens : "J'ai accouché...", "J'ai fait deux accouchements", "C'est moi qui l'ai mis au monde". Il semble bien que la vocation obstétricale comporte une forte composante d'identification féminine. C'est d'ailleurs bien de l'identification à la sage-femme que Socrate est l'exemple : fils de sage-femme, Phénatère, et inventeur de la maïeutique ou art d'accoucher les esprits.

Quand J.-T. Maertens signale que les inscriptions tégumentaires sont le plus souvent situées sur les bords, c'est bel et bien que le cas de l'épisiotomie qui est dans une certaine mesure une recherche de l'autre, comme l'énonce cet auteur à propos des inscriptions. Cette idée renvoie à la théorie de B. Bettelheim dont le moteur essentiel est dans l'envie que chaque sexe éprouve pour l'autre sexe. Dans cette orientation théorique, l'envie du vagin serait dominante pour l'homme, et la circoncision en serait sa réalisation. On peut alors se demander si l'épisiotomie ne serait pas la réalisation de cette envie du vagin chez les hommes, et surtout la réalisation de l'envie de procréation par identification à la femme.

C'est à ce niveau que circoncision et épisiotomie semblent posséder un lien étroit. Il paraît clair que ce n'est pas l'organe qui est en question, mais la fonction de l'organe, l'organe ne gardant qu'une simple valeur de symbole. L'épisiotomie, tout comme la contraception, est un moyen pour l'homme, mais aussi pour la société, de se réinvestir dans le rôle de géniteur. En ce sens, on est en présence d'une réappropriation qui se situe à un autre niveau que celui de l'envie énoncée par B. Bettelheim, qui lui serait en quelque sorte secondaire : l'épisiotomie serait un agir suscité par l'envie.

4.7. EPISIOTOMIE ET PATERNITE

On aurait tort de croire que le mythe freudien de l'Œdipe en finisse là-dessus avec la théologie. Car il ne s'agit pas d'agiter le guignol de la rivalité sexuelle. Et il conviendrait plutôt d'y lire ce qu'en ces coordonnées Freud impose à notre réflexion ; car elles reviennent à la question d'où lui-même est parti : qu'est-ce qu'un père ?

Lacan J., *Ecrits*, 1966

On peut se demander ce qui, à un moment donné de l'histoire, a permis que s'élabore un geste tel que l'épisiotomie, particulièrement révélateur d'un réel malaise concernant la paternité et la filiation. Ce chapitre se situe donc au niveau de l'identité de l'homme en tant que père, là où s'affrontent la difficulté de paternité et la tendance à la réappropriation de la maternité et de la reproduction par l'homme, ces deux éléments étant interchangeables.

Ce thème pointe l'ambivalence des différentes pratiques, qui renvoient tantôt à la difficulté d'identité de père, tantôt au désir de posséder les fonctions reproductices de la femme.

Les pratiques médicales évoquées ici revèlent toute leur ambivalence quand on se penche sur certaines représentations retrouvées dans les mythologies, mais aussi sur des pratiques traditionnelles concernant le père au moment de l'accouchement et du post-partum.

L'homme qui enfante est un thème récurrent dans de nombreuses sociétés.

Les mythes fondateurs sont parfois les premiers à exclure la femme dans l'œuvre de la procréation. On y aperçoit les premières grossesses masculines : déjà à Athènes, la déesse Athéna est sortie toute armée du front de Zeus, et les Athéniens sont nés du sol de la patrie.

L'homme qui enfante n'est pas présent seulement dans la mémoire collective, mais aussi dans la fantasmatique individuelle. Notre culture propose des éléments intéressants, non seulement sur le plan du mythe mais aussi sur le plan de la coutume.

Pour la culture judéo-chrétienne, la création de la femme est bien une véritable naissance par accouchement costal masculin. On se souvient qu'Eve naît de la côte d'Adam. On assiste, dans la Genèse, à la première identification à la paternité. Dans ce mythe, les rôles de la femme et de l'homme sont inversés. Il n'y a pourtant pas de réelle équivalence symbolique : la procréation est avant tout une création; la femme procrée mais l'homme crée. Toute la société occidentale est basée sur cette espèce de postulat qui renvoie la parenté à un acte de nature pour la mère doublé d'un acte social de création pour le père, projetant la paternité dans un phénomène de reconnaissance sociale d'une identité de père. La maternité est naturelle, la paternité est sociale. Il existe un autre élément important dans ce mythe de la création, c'est ce qu'il engendre comme rapport de dépendance entre l'homme et la femme. Car il est bien évident que c'est toujours celui qui engendre qui est le maître. Ici c'est l'homme qui engendre.

La Genèse pose d'emblée un rapport de pouvoir de l'homme sur la femme, en même temps qu'elle pose les bases de la filiation. La naissance d'Eve ne renvoie pas uniquement à la paternité et à l'importance du père dans la procréation, elle renvoie aussi à l'importance du Père. En effet, c'est bien Dieu le Père qui est à l'origine de la naissance d'Eve.

Ici, père et Père sont confondus, comme si la paternité passait avant tout par la volonté de Dieu le Père. Toute la tradition judéo-chrétienne ne cesse de réaffirmer cette prérogative, à commencer par la circoncision, signe d'Alliance avec Dieu, et plus tard le Baptême qui témoigne que l'homme est avant tout le serviteur de Dieu et où le père géniteur se fait déposséder par Dieu le Père.

On comprend ici le flou de la paternité constamment dérobée au père biologique.

4.7.1. L'HOMME ENCEINT

L'"homme enceint" dans la tradition orale est particulièrement révélateur de cette problématique de la paternité dans la société.

En effet, ce mythe apparaît à de nombreuses reprises dans la tradition européenne. R. Zapperi rapporte plusieurs thèmes folkloriques évoquant l'"homme enceint" qui relient directement ce thème au mythe chrétien de la naissance d'Eve déjà évoqué.

Un Monrealais est malade et il appelle le médecin ; celui-ci demande que l'on conserve les urines du malade. Sa femme, par négligence, les renverse, et pour s'éviter des reproches, donne les siennes à examiner. Or elle était enceinte : le médecin, convaincu qu'il s'agissait des urines du mari, déclare le mari enceint. De là, l'expression : l'homme enceint de Monreale.

Voici une autre version de ce conte :

L'homme enceint de Monreale était un type dont le ventre et la cuisse ne cessaient d'enfler ; ils enflèrent tant et si bien qu'il était sur le point de mourir. Les chirurgiens furent appelés ; ils lui firent une entaille et, au lieu de l'eau et du pus, il en sortit un enfant. On s'en émerveilla beaucoup et on parle encore de l'homme enceint de Monreale.

Ce conte italien renvoie à la fantasmatique populaire selon laquelle l'homme est en mesure de procréer, mais aussi, la deuxième version n'est autre que la version populaire de la création d'Eve née de la côte d'Adam.

L'expression, "naître de la cuisse de Jupiter" renvoie bien, elle aussi, à cette imagerie de la procréation chez l'homme où la grossesse, impossible dans l'ordre naturel, le redevient dans l'ordre symbolique, avec l'aide des Dieux. La maternité est aussi possible pour les hommes de robe. Il existe des contes italiens très intéressants à ce sujet[1].

---

1. R. Zapperi, 1983

Pour Freud, le fantasme masculin de grossesse est le signe d'une régression à la "théorie cloacale" infantile : l'anus confondu avec le vagin peut devenir le siège du rapport sexuel et de l'accouchement, véritable régression anale s'accompagnant d'une identification masculine (l'homme aux loups). Cette identification est le plus souvent refoulée et se transforme en symptôme.

C'est à ce niveau que l'on rencontre certaines maladies psychosomatiques du père pendant la grossesse de sa femme. La psychiatrie propose quelques exemples de délires de grossesse chez l'homme qui montrent bien la part accordée dans les représentations de l'homme à la grossesse. Outre la pathologie, on retrouve des attitudes imitatives assez fréquentes de la part des hommes. Pour seul exemple, le carnaval qui met en relief ce désir constant des attributs et des fonctions féminines de reproduction des hommes. Si dans notre société, le désir de grossesse est le plus souvent refoulé, tout comme d'ailleurs l'homosexualité, il est des sociétés où cela est bien différent.

G. Devereux rapporte l'exemple des Indiens mohaves du Nord de l'Amérique chez qui l'homosexualité est quasi institutionnalisée. Le désir de grossesse n'est absolument pas refoulé, il s'exprime librement dans une imitation de la grossesse qui se résoud par un accouchement fécal.

4.7.2. EPISIOTOMIE ET COUVADE

Il existe une tout autre coutume qui illustre le désir d'enfantement des hommes, c'est cette très vieille coutume qu'est la COUVADE. Celle-ci est largement répandue à travers le monde. L'identification à la femme se fait au moment du post-partum. Il ressort des multiples descriptions proposées sur la couvade que, le plus souvent, la femme ayant accouché, l'homme se couche, prenant en quelque sorte la place de la nouvelle maman. Cette coutume observée dans les îles Baléares au début du siècle paraît subsister jusqu'à une période assez récente. La Péninsule ibérique est, de toute façon, une région où les traces de cette coutume remontent à des temps très anciens, spécialement parmi les Basques.

La littérature anthropologique fait mention de cette pratique dans le contexte européen, dans les régions baltiques, en Hollande, en Afrique et aussi en Asie.

Marco Polo signale une observation de cet usage pendant son voyage dans le Turkestan chinois :"Le mari doit partager les douleurs de l'enfantement." Cette coutume est aussi notée dans une notice sur les Miao-tse faite par un voyageur chinois.

La couvade n'est donc pas une simple pratique isolée. C'est une forme de comportement très répandue, tant dans le temps que sur le plan géographique. Il existe des formes minimales de couvade, il suffit de citer la croyance selon laquelle les douleurs de l'enfantement pourraient être transmises à une autre personne et notamment au père par l'intermédiaire d'une sorcière. Actuellement, certains maris assistent à l'accouchement de leur femme "pour partager les douleurs".

Dans le même ordre d'idée, il faut mentionner la croyance d'antan, très répandue sur les Îles britanniques, selon laquelle les maux de dent des maris peuvent constituer le signe de grossesse de leur femme. La couvade insiste sur le fait que la présence du père est importante pour la bonne santé de l'enfant et son bon développement. C'est ce à quoi renvoient les prescriptions alimentaires concernant le père lors de la naissance de son enfant ou pendant la grossesse. Les prescriptions ne sont pas uniquement alimentaires.

Voici l'exemple des coutumes de Dayka (Malaisie) où le mari d'une femme enceinte n'a plus le droit, quelques semaines avant l'accouchement, de se servir d'une arme à feu, ni de faire quoi que ce soit qui puisse seulement blesser un être vivant, homme ou bête. On pense que de telles activités auraient un effet néfaste sur l'enfant. Après l'accouchement, le mari ne peut rien manger d'autre que du riz et du sel. Cela permet d'éviter que le corps de l'enfant devienne anormalement gras. Par ailleurs, le père n'a pas le droit de s'exposer au soleil, ni quatorze jours durant de se baigner[1].

Bien d'autres coutumes rapportent l'importance du comportement du père sur le futur caractère de l'enfant : certains peuples des Caraïbes ont encore une autre coutume pour le père qui vient d'avoir un enfant : à la fin du jeûne, on

1. Reik T., 1974

lui lacère les épaules avec des dents d'agouti, et le malheureux doit non seulement s'accomplir, mais encore ne donner aucun signe de douleur. Les indigènes croient en effet que plus grande sera révélée la patience du père, plus assuré sera le courage de l'enfant[1].

On peut aisément parler ici de rites de paternité qui sont bien similaires à la pratique de la couvade. Ils sont, eux aussi, composés d'une série de comportements prescrits, obligatoires ou interdits au père, associés à la naissance d'un enfant.

La couvade européenne semble présenter des caractères bien particuliers qui la différencient des rites de couvade des autres continents. Elle se limite à la période péri et post natale ce qui la différencie de la couvade de certaines autres régions qui commence au moment de la grossesse. On y retrouve une' couvade rituelle avec substitution symbolique du père à la mère : le mari prend, dans le lit, la place de l'accouchée, se fait soigner à sa place et joue ce rôle pendant un laps de temps très variable. On retrouve aussi des manifestations psychosomatiques individuelles, liées à des démonstrations inconscientes de participation du père au rôle de la mère.

De nombreuses interprétations ont été proposées pour cette pratique :

- légitimation du père de son droit de paternité sur l'enfant[2] ;
- passage du droit de la mère au droit du père, c'est-à-dire du matriarcat au patriarcat ;
- rite d'adoption[3] basé sur le principe de magie sympathique selon lequel toute action du père agit sur l'enfant[4].

Elles tournent autour d'un pôle essentiel, celui de la problématique de la paternité.

La psychanalyse s'est penchée sur cette pratique. Freud prétend que ce rite aurait pour intention de "contredire le doute sempiternel touchant au sujet de la paternité, doute qu'on ne peut jamais tout à fait vaincre".

---

1. Reik T
2. Malinowski
3. Tylor
4. Frazer

Ici, c'est encore Dieu qui opère le miracle en rendant la grossesse masculine possible. Il semble logique que le folklore ait installé le père symbolique à la place du père réel. L'"homme enceint" du folklore est donc le prêtre : on l'appelle "mon père" et il prend la place terrestre de Dieu le Père. C'est le cas du prêtre qui enfante d'un renard ou d'un lièvre, celui-ci s'enfuyant dans la forêt en refusant nom et baptême. La mise au monde d'un veau est particulièrement répandue dans l'Europe septentrionale et orientale. Il existe de nombreuses variations en Allemagne, dans les pays scandinaves et baltiques, en Finlande, en Russie et en Pologne.

Le plus souvent, le moine s'identifie d'abord à la femme pour ce qui est de la procréation, puis redevient le prêtre, le père ou le Père pour la reconnaissance de sa progéniture. L'ancien miracle de l'accouchement masculin, celui qui a permis à Eve de sortir de la côte d'Adam, se renouvelle encore avec toutes ses implications idéologiques. Le rôle du prêtre ne s'arrête pas là, il contribue également à façonner le corps de l'enfant :

Les oreilles de l'enfant resteraient toutes petites si le prêtre, dans le baptême, ne soufflait dans les oreilles de l'enfant.

Les hommes de robe à eux seuls renvoient à cette identification à la femme qui n'est pas sans importance dans l'analyse de la culture judéo-chrétienne.

Ils associent d'une part un certain renoncement aux facultés viriles et d'autre part l'acceptation de certains attributs féminins comme l'habillement. Mais aussi, ils prennent parfois le rôle de la femme dans la procréation. Tout ce système d'attitudes renvoie à une castration symbolique accentuée par le célibat forcé des prêtres. Ici, la culture judéo-chrétienne renvoie directement à l'androgynie de l'homme, à son ambivalence sexuelle, probablement importante dans l'échafaudage de l'image de paternité chez l'homme de notre société.

La psychanalyse livre bien des exemples à ce sujet. Elle rejoint dans son interprétation de la grossesse masculine celle des ethnologues, mettant le point sur la relation entre fantasme masculin de grossesse et homosexualité.

Plus tard, T. Reik pense pouvoir déceler dans la couvade aussi bien un élément d'identification que la manifestation d'une hostilité refoulée envers la mère, mais aussi envers l'enfant. Ainsi, les prescriptions diététiques postnatales pourraient être interprétées comme une répression de la tendance au cannibalisme parental.

Cette agressivité vis-à-vis de l'enfant se retrouve dans l'interprétation que donne G. Devereux des rites post-partum des Indiens mohaves, qu'il considère comme un moyen de contrôler les pulsions agressives du père à l'égard du nouveau-né dont il est en droit d'être jaloux. Chez les Mohaves, le père est rituellement baigné comme le bébé.

Il semble que ces pratiques puissent être assimilées à des attitudes contra-phobiques permettant à ces populations de faire l'économie de certaines psychoses post-partum telles que celles retrouvées dans notre société. Toutes les interprétations psychanalytiques ramènent sans exception à la difficulté de paternité. Elles posent le problème de l'identification masculine, et surtout de l'identité de père et de l'affirmation de cette identité.

Un autre type d'interprétation met l'accent sur le lien entre le père et l'enfant[1]. La couvade pourrait être une façon pour le père de nourrir spirituellement son enfant. Il renvoie la couvade au rite du baptême qui se rapporte à la création spirituelle du nouveau-né. Cette interprétation désigne un aspect de la paternité essentiellement centré autour de la reconnaissance sociale et collective du père par rapport à l'enfant, plus que sur le lien biologique. Elle fait entrer la paternité dans une dialectique corps/âme ou corps/esprit qui renvoie à la représentation contemporaine de l'"enfant du désir", de l'"enfant des rêves" ou de l'"enfant fantasmatique", images directement liées à cette représentation de l'enfant comme projet.

Dans le même sens , Ruy Cœlho cité par G. Delaisi De Parseval écrivait, à propos des rites des îles Caraïbes que "la couvade concerne la relation entre le monde spirituel et le monde quotidien, entre le mari et la femme, la mère, le père et l'enfant, entre l'inconscient et le conscient". Il est nécessaire de mettre l'accent sur l'aspect paternel du rite. On peut se demander si le père prend la place de l'accouchée ou de

1. P.G. Rivière

l'enfant de manière à se faire materner comme chez les Mohaves.

C'est C. Levi-Strauss qui met ainsi l'accent sur ce fait que le père ne joue pas le rôle de la mère, mais prend la place de l'enfant. Il semble qu'il faille malgré tout retenir deux points essentiels concernant les différents types de couvade.

D'une part, il existe une couvade imitative de l'accouchement ; elle représente une identification à la femme pour ce qui est de la procréation.

D'autre part, il existe une forme de couvade dont la fonction est la défense de l'enfant et la contribution à son développement et à sa bonne santé, ce que pourrait bien être aussi l'épisiotomie. Elle fait intervenir directement le père par sympathie.

Dans un cas comme dans l'autre, elle permet à l'homme de se situer par rapport à l'enfant. Elle lui permet de se construire une identité de père autour de ce nouvel enfant.

4.7.3. LES PERES AUJOURD'HUI

Face à cette pratique traditionnelle de la couvade, qu'en est-il du vécu de la grossesse et de l'accouchement pour le père dans la société occidentale contemporaine ? Nombreux sont les hommes qui s'interrogent sur le rôle qu'ils prennent à cette période de leur vie où ils se sentent bien souvent délaissés et exclus d'une relation qui s'installe autour d'un enfant qu'ils n'ont pas encore intégré. Il est vrai que la société propose des théories en matière de grossesse et d'accouchement qui font de ces deux épisodes des moments essentiellement maternels.

Là intervient encore l'importance de l'utérus qui se situe cette fois dans le devenir parent. C'est sûrement la culture judéo-chrétienne qui a le plus mis l'accent sur le "vecteur utérus" confondant quasiment maternité, grossesse et accouchement. C'est probablement à ce niveau que l'on retrouve le gros problème d'identification dans la paternité chez les hommes. On a vu précédemment combien l'utérus a d'importance dans la construction imaginaire de l'identité de la femme par les hommes, et entre autres, dans la culture médicale du siècle dernier où nombreux sont les maux qui lui sont imputés. Il est vrai que la grossesse exclut l'homme des périodes prégénitales comme le montre sa dimension de renaissance qui y est constante : le rite initiatique correspond toujours à un abandon des positions infantiles comme la bisexualité originelle, énoncée aussi bien par les récits mythiques que dans le discours psychanalytique. Dans cette dernière perspective, le rite est une perte et il renvoie systématiquement à la mort et à la violence en tant qu'agir sur le corps ou sur le sexe. Par ailleurs, c'est une constante, il est étroitement lié à un souci de contrôle par les adultes et par la société des enfants et des individus. Là se trouvent rassemblés les principaux éléments constitutifs de la pratique médicale : agir sur le corps, agir sur le sexe, violence, souci de contrôle des enfants et des individus (prévention, pratiques entourant le suivi de la maternité, P.M.I.).

L'interprétation la plus classique du rite d'initiation est celle qui l'inscrit dans la prohibition de l'inceste, en terme de castration imposée par le père[1]. Il constitue une séparation d'avec la mère au même titre que la section du cordon ombilical qui matérialise en quelque sorte cette fonction des rites d'initiation. Les rites d'initiation sont donc étroitement liés aux problèmes de filiation qu'ils désignent eux-mêmes.

Quant à l'envie du vagin qui serait dominante chez l'homme et dont la réalisation serait la circoncision[2], elle n'en rejoint pas moins les questionnements concernant la filiation tant elle constitue une forme de réappropriation de la naissance, la société produisant une nouvelle naissance de l'individu, naissance sociale, prenant le pas sur la naissance biologique produite par les femmes. Les deux théories psychanalytiques énoncées par S. Freud, puis par B. Bettelheim sont étroitement liées. Elles trouvent leur point de rencontre au niveau de la filiation centrée sur l'affirmation de l'identité sexuelle.

Les rites d'initiation interviennent aussi à un autre niveau. Ils procurent à n'en point douter des bénéfices individuels, comme l'illustre particulièrement bien l'I.V.G. Ce sont des bénéfices narcissiques indéniables. C'est à ce niveau que la pratique médicale peut intervenir. Il paraît ainsi que certaines actions thérapeutiques, telles que celles qui ont été abordées, pourraient faire acte dans la mise en place d'une "aire

1. S. Freud

2. B. Bettelheim , 1984

de toutes les modifications corporelles qui s'installent à cette époque de la vie de la femme. C'est une donnée biologique indéniable dont il est en quelque sorte victime. C'est la femme qui est enceinte. Il est totalement exclu de l'histoire tant que l'enfant n'est pas né.

Cette difficulté est clairement énoncée par la terminologie. Si on dit d'une femme qui attend un enfant qu'elle est enceinte, il n'existe aucun terme pour le futur père. Il n'y a pas d'homme enceint et celui qui dirait "j'attends un enfant" serait ridicule. Cette lacune de la langue française est tout à fait révélatrice de la difficulté d'émergence de la paternité dans les représentations concernant l'enfant à venir tant qu'il n'est pas né. Il ne semble pourtant pas que la visualisation du fœtus par échographie provoque de grand changement sur le plan d'une identité paternelle au cours de la grossesse. Le fœtus reste toujours étranger au père. Les bruits du cœur entendus maintenant facilement par les parents ne semblent pas non plus renvoyer le père à une meilleure image paternelle.

Ce qui n'a rien arrangé pour le père, c'est la médicalisation de l'accouchement. En effet, les médecins ont tout d'abord exclu le père de la salle d'accouchement lui ôtant le rôle symbolique indéniable qui lui était réservé la plupart du temps : F. Loux raconte comment le père enveloppait l'enfant dans sa chemise lui donnant ainsi son premier signe d'appartenance sociale, même si dans la croyance populaire, cette chemise se substituait au placenta.

Ce type d'acte n'est d'ailleurs pas propre à la culture traditionnelle occidentale ; il se retrouve dans de nombreuses sociétés africaines où le vêtement est le propre du père, et où "avoir un père, c'est être habillé par lui"[1].

On se souvient des hommes attendant nerveusement dans les couloirs des maternités, dépossédés de leur paternité par les médecins. Cette image a aujourd'hui légèrement changé. C'est tout juste si le père ne se voit pas reprocher son absence lors de l'accouchement. Le "travail" et l'accouchement lui sont maintenant imposés. On assiste même à la prise en charge symbolique de la séparation d'avec la mère par la section du cordon ombilical par le père. Cet acte est tout à fait symbolique. Il renvoie bien à une réappropriation de la

1 Ortigues M.-C. et E., 1984

naissance par le père dans la fantasmatique encore bien vivante dans notre société de séparation de chair entre la mère et l'enfant lors de l'accouchement. Ici, par la section du cordon ombilical par le père, c'est le père qui, symboliquement, arrache l'enfant à la mère pour qu'il devienne le sien.

Les médecins accoucheurs accordent une forte valeur à ce geste qu'ils prétendent très important sur le plan symbolique. On a surtout affaire à une projection des fantasmes des médecins plus qu'à un réel désir des "nouveaux pères" pour qui cette fantasmatique est parfois très bien refoulée. Si certains pères ne voient vraiment l'utilité d'une telle pratique, d'autres se sentent surinvestis par une mission : ils sont enfin partie prenante dans l'accouchement, mais surtout dans la "mise au monde". "C'est un peu comme si c'était moi qui fais le gosse." A ce niveau, on assiste à un réel désir de réappropriation de la naissance par le vrai père.

C'est un fait nouveau dans notre société qui n'est pas sans mettre en évidence cette problématique de la paternité à laquelle renvoie aussi un geste tel que la circoncision. Celui-ci présente une équivalence symbolique indéniable avec la section du cordon ombilical par le père. Cette dernière est en rapport direct avec une paternité biologique symbolisant la séparation d'avec la mère, la première étant directement en liaison avec la paternité sociale.

Il est évident que le vécu de la grossesse ne peut être le même pour la future mère et pour le futur père. Si la grossesse est vécue par la mère dans son corps même, elle est d'ailleurs déjà mère, ce n'est pas le cas du père qui, lui, ne sera père qu'au moment de l'accouchement.

L'imaginaire des deux parents ne peut être le même. Cette différence de l'imaginaire est très bien décrite dans le roman d'Yves Simon, "Le voyageur magnifique". C'est l'histoire d'Adrien, jeune photographe fasciné par les lieux du commencement, ceux où, à ses yeux, l'histoire de l'humanité a basculé : le lac de Turkana au Kenya, où s'est redressé celui qui, cessant d'appartenir au règne animal, allait inaugurer le règne de l'homme. Hiroshima, où celui-ci a découvert qu'il pouvait s'autodétruire et annihiler l'univers. Cap Kennedy, enfin, d'où sont partis en juillet 1969 trois Terriens qui allaient marcher pour la première fois sur la lune. Au moment de partir vers ces trois lieux du monde,

Adrien rencontre Miléna, une jeune comédienne d'origine tchèque. Très vite Miléna veut un enfant. Un nouveau commencement pour tous les deux. Pour Miléna qui va s'immerger dans la maternité, mais aussi pour Adrien qui se retrouvera lui aussi enceint, mais d'un autre enfant, différent, imaginaire et secret, qui ne le quittera plus, divaguant avec lui du Kenya au Japon, de Paris à Cap Kennedy, étrange "Voyageur magnifique" montrant tous les deux ce fossé qu'il y a entre l'homme et la femme dans la fantasmatisation de l'enfant à naître.

Pour l'instant l'enfant de Miléna était une infime parcelle de vie qui se taisait, encore terrée dans son corps. L'autre qui ne se montrerait jamais, connaissait l'univers, et venait retrouver l'homme qui pensait à lui. Ils ne se connaissaient pas, ne se rencontreraient pas, étrangers pour toujours. L'un était l'enfant d'un début, d'une vie et d'une fin... L'autre, l'enfant d'avant ce début-là. Il n'était là que parce qu'un homme s'était mis à songer à lui, et que dans le même temps une femme lui fabriquait tout ce qui lui servirait à se contenter de n'être qu'un petit homme. Pourtant, comme lui, tous les enfants du monde avaient erré dans l'univers, libres, plus rapides que la lumière instantanée... Le plus souvent, les hommes s'en étaient remis aux femmes et ne s'étaient ni souciés, ni préoccupés d'eux, les avaient oubliés... les aidant par là même à s'installer, sans presque aucune nostalgie ni regret, dans ces enveloppes de peau que savent leur inventer les femmes, où ils apprenaient aussitôt la pesanteur, les limites de l'espace et celles du temps. Ils oubliaient alors qu'ils avaient pu se déplacer dans seulement la nostalgie de ces pouvoirs quand ils regardaient la mer, le ciel ou le désert... Plus tard. D'autres fois, très rares, des hommes les appelaient, pensaient avec eux, imaginaient avec eux, et ces enfants de l'univers parce qu'ils avaient été appelés, désignés, existaient comme tels et n'allaient qu'en maugréant dans le corps des femmes. Quand une telle rencontre avait lieu, l'homme et l'enfant devenaient complices d'une histoire absolue, immense, sans limite et qui ne prenait fin que lorsque l'enfant rencontrait sa naissance dans le monde. Il se souvenait alors d'avoir traversé des océans pour le retrouver, à son appel, d'avoir sillonné le ciel entre les étoiles quand, dans une chambre d'hôtel, l'homme le désirait et l'enfant gardait des tristesses maladives, des mélancolies telles qu'il pouvait détester sa mère, la haïr même de lui avoir hôter ce bonheur : d'avoir été ce message peu ordinaire, entre un homme et l'univers.

On comprend comment le hiatus entre l'enfant de l'homme et l'enfant de la femme (de la mère) peut aboutir à une agressivité intense de l'homme sur la femme. On comprend alors comment le pouvoir médical peut devenir agressif et castrateur pour les femmes en mesure d'enfanter. Ici, au travers de ce roman, on découvre un des éléments qui a fait de la médecine le premier détenteur du pouvoir en matière d'avortement. L'avortement de la femme ne pourrait-il pas être d'une certaine manière une façon pour l'homme de se préserver cet enfant imaginaire qui ne gagnera jamais le visage et la forme que la femme va lui donner ? N'est-ce pas, un peu, le moyen pour l'homme de construire son enfant à lui seul, de se construire une paternité exclusive ?

Dans ce roman, l'enfant de Miléna devient inacceptable pour Adrien. Miléna avorte :

Elle dira qu'elle porte une plaie, une douleur insurmontable à la place de cet amour qui était tout. Peut-être ne dira-t-elle, qu'elle le gardera, et se demandera avec quels mots il tentera de dissoudre cette douleur... Mais le saura-t-il, que la mort a enfoui ses mains en elle, qu'elle est entrée dans son corps couvert de cette maladie d'Hiroshima ? Saura-t-il imaginer ce que cela signifie pour une femme ? Il dira que pour lui aussi, un enfant a disparu, exactement à la même seconde, qu'il a marché dans une ville étrangère en hurlant, en le cherchant, en l'appelant et qu'il n'est pas venu. Sait-elle ce que cette folie disparue signifie pour un homme ? Ils ne compareront pas leur souffrance, il dira seulement que c'est aussi une plaie sur le corps des hommes, cet homme arraché au corps d'une femme.

L'enfant imaginaire de l'homme meurt en même temps que celui de la femme. La paternité peut difficilement exister sans la maternité, cela fait partie de la problématique de la paternité dans toute société, problématique qui motive une grande part des comportements masculins face à la naissance, à la femme et à la maternité. Il est probable qu'une des surfaces d'émergence des pratiques qui entourent l'accouchement, et en particulier l'épisiotomie, se situe au niveau de cette difficulté de la paternité.

Celle-ci s'exprime au travers de multiples mythes, rites et expressions rituelles. Ce sont aussi les pères qui l'expriment tant au travers de leurs discours que par leur comportement lors de l'accouchement dans les maternités. C'est bien autour de ce malaise de la paternité que se constitue dans notre société ce geste qu'est l'épisiotomie. C'est aussi à ce niveau que se constitue un certain nombre de pratiques et d'attitudes évoquant la couvade, que l'on se penche du côté de la psychopathologie ou du côté de la psychosomatique.

Il existe dans la société occidentale contemporaine une véritable pathologie de la paternité qui n'est pas sans pointer du doigt la difficulté d'assumer un tel rôle. Cette pathologie concerne des manifestations d'ordre névrotique, des manifestations d'ordre psychosomatique, mais aussi des manifestations psychotiques avec décompensation lors de la grossesse. Il existe par ailleurs des manifestations combien nombreuses et souvent laissées pour compte, qui, sans être considérées comme pathologiques, témoignent de la résonnance inconsciente de l'événement vécu de la paternité : rêves, actes manqués, agissements divers.

Si l'on voit souvent aborder les problèmes d'acceptabilité de la maternité au travers des études de cas concernant certaines décompensations psychiatriques de la femme lors de la grossesse ou à la suite d'un accouchement, on ne fait par contre que très rarement mention des décompensations paternelles à cette même occasion. A ce titre, on peut penser que le vécu de la paternité, tout autant que la paternité elle-même, est frappé d'un curieux refoulement.

Dans le registre de la psychosomatique, il semble que ce soit l'œil qui soit surtout investi au moment des préoccupations concernant la reproduction. Ce fait est souligné par une pratique folklorique du Nord de l'Angleterre qui utilise le frottement avec un anneau nuptial pour le traitement de l'orgelet. G. Groddeck, comme précurseur de la psychosomatique, a sûrement été un des premiers à aborder les phénomènes somatiques évoquant une grossesse, à commencer par sa propre observation de lui-même : "Son ventre enfle sous certaines influences et dégonfle brusquement... J'appelle cela ma grossesse."

Il n'est pas nécessairement besoin de puiser dans la psychose pour aborder la pathologie de paternité. Bon nombre de médecins voient quotidiennement des hommes en mal de la grossesse de leur partenaire proposer une symptomatologie bénigne mais non moins significative.

Voici l'observation d'un homme de 30 ans dont la femme vient d'accoucher. A la sortie de la maternité où il venait de la laisser après un accouchement simple, il est pris d'une douleur de plus en plus tenace au niveau du mollet gauche. Il consulte le lendemain pour une phlébite importante sur une jambe couverte de paquets variqueux qu'il s'est toujours refusé de traiter car il n'en souffre d'aucune façon. Depuis l'accouchement de sa femme, il souffre tellement de son mollet qu'il a maintenant des difficultés à marcher : "Quand même, c'est ma femme qui accouche et c'est moi qui dois rester au lit !" Il arrive néanmoins à rendre visite à sa femme et à sa nouvelle progéniture. Lorsqu'il revient quelques jours plus tard avec une aggravation de sa phlébite, il raconte qu'une infirmière de la maternité a bien rigolé en apprenant son aventure et qu'elle lui aurait dit : "D'habitude ce sont les femmes qui accouchent qui font des phlébites." Cette réflexion l'a bien fait rire : "C'est vrai, c'est quand même bizarre, vous ne trouvez pas ?" Sans aller jusque-là, il est incroyable le nombre d'hommes en attente de l'accouchement de leur femme qui présentent des troubles digestifs dont ils ne se sont jamais plaints par ailleurs.

Les hommes angoissés qui demandent une prise en charge médicamenteuse pendant cet épisode de leur vie sont nombreux, il en va de même pour les insomnies et les cauchemars : "Depuis que ma femme est à la maternité je ne dors plus, pourtant ça s'est bien passé". Les prises de poids excessives chez l'"homme enceint" ne sont pas rares non plus. Il n'est pas exceptionnel non plus que l'homme fasse lui-même spontanément le lien avec la grossesse de sa femme : "C'est elle qui est enceinte et c'est moi qui prends du ventre, c'est le comble..."

Ici, l'identification à la femme paraît particulièrement nette. C'est dans le registre névrotique que se limitent le plus souvent ces réactions. La corrélation avec la paternité peut rester très souvent ignorée du fait du processus de déplacement qui consiste à attribuer l'angoisse de paternité à des problèmes matériels ou professionnels.

Pour en venir à des faits plus névrotiques, il faut citer l'observation de ce jeune homme qui, marié depuis quelques années et menant une vie de couple apparement sereine et régulière, viole et violente une femme avec préméditation lors du séjour de sa femme en maternité pour l'accouchement de leur premier enfant. Cette observation n'est pas unique ; elle renvoie à une certaine agressivité de l'homme sur la femme, sur la femme qui accouche.

On sait que le sentiment de jalousie trouble de manière assez fréquente le vécu de la paternité tant la grossesse est souvent vécue sur le mode d'un repliement narcissique par la mère. Par-delà la diversité des manifestations cliniques, il apparaît que la paternité réactive un certain nombre de fantasmes et qu'elle fournit l'occasion de nouveaux questionnements sur l'identité de père et sur la filiation.

L'identité de l'individu peut être à cette occasion largement remise en question, et il est nécessaire pour cela que celui-ci mette en place un système de défense lui permettant de se retrouver une nouvelle identité. Le problème de la paternité ne se situe pas uniquement sur le plan de l'individu lui-même, mais aussi sur le plan relationnel.

Effectivement, la paternité instaure une relation nouvelle, celle de l'enfant avec le père, liée à la reconnaissance du nouveau-né comme son enfant. Mais encore, elle modifie aussi de façon notoire la relation avec la mère de l'enfant : d'une relation duelle, le père se trouve projeté dans une relation à trois où il n'est plus au centre.

A cela s'ajoute un facteur que certains patients en analyse abordent assez fréquemment, qui est le fort sentiment de dépossession de leur femme par les médecins quant à la situation d'accouchement.

Au regard de ce type de remarque, on peut dire que, dans notre société, on assiste à un important phénomène social qui prend en charge toute la vie génitale de la femme qui devient exclusivement contrôlée par la médecine et les médecins. L'emprise médicale ramène ainsi la mère et l'enfant sous un contrôle globalement patriarcal. On assiste donc à un déplacement important du père et de la paternité vers une espèce de "patriarcat médical". Ainsi donc le mari, mais aussi le père, se trouve dépossédé de son rôle. En fait, la réappropriation de la maternité par les hommes est essentiellement une réappropriation sociale, mais elle n'est pas que cela. Elle est dominée par un individu qui y prend une place toute particulière, c'est le médecin. "Le docteur, c'est le second mari de la mère", cela veut aussi dire que le médecin est le second père de l'enfant.

Ce report de paternité n'est pas, semble-t-il, sans poser de problèmes aux pères biologiques. Mais peut-être est-ce là le prix de l'économie d'une dépossession totale de la paternité pour le père biologique. Sinon, quel devenir pour la paternité si, non récupérée par les médecins, elle restait entre les seules mains des femmes ? A ce niveau, il est vraisemblable que le patriarcat médical tend à extirper la procréation des seules volontés des femmes. C'est là une véritable réappropriation de la maternité face à la liberté actuelle des femmes de procréer quand elles le désirent.

Les faits sont là. Face à la liberté absolue des femmes d'engendrer ou de ne pas engendrer, c'est là un terrible accroissement de leur pouvoir, elles n'ont pas pour autant, comme on le pense "droit de vie ou de mort sur la société occidentale". En fait, si elles gèrent leur sexualité, c'est bel et bien au travers du pouvoir en place qui s'est substitué, d'une part au pouvoir des matrones, d'autre part au pouvoir des hommes sur leur femme : les femmes ne sont plus dépossédées de leur sexualité par leur époux mais par la société qui leur propose son propre mode de gestion.

L'infantilisation du père ou sa mise à l'écart ne vient pas des femmes mais de la société. Ce fait est étroitement lié au développement du "patriarcat médical" qui met en œuvre des pratiques telles que l'I.V.G., l'épisiotomie et aussi la circoncision.

Face à ces usages et à ces gestes, les pères biologiques font secondairement l'objet de pratiques de réassurance quant à leur rôle de géniteur.

A côté de la section du cordon ombilical, le bain donné par le père dans la plupart des maternités n'est pas sans évoquer ce rite qu'est le baptême dans la culture judéo-chrétienne. Ce geste hautement symbolique semble apporter des bénéfices réels pour le père qui s'approprie l'enfant au moment même de sa naissance.

5. INTERPRETATION

Les trois gestes abordés ici proposent bien tous les éléments constitutifs d'une pratique rituelle initiatique. Ils font partie d'un vaste réseau de pratiques dont les fonctions initiatiques apparaissent assez clairement face aux nécessités collectives et individuelles de la société. Ces fonctions ne sont pas systématiques mais elles peuvent survenir assez fréquemment suivant les individus, le contexte social et situationnel. Les matériaux proposés renvoient à des rites d'initiation, tant dans les modalités que dans la séquence des différents événements qui font d'eux des rites d'identité sexuelle, mais aussi d'identité communautaire et collective.

La place de ces pratiques dans la société et leur exercice particulièrement répandu, tout autant que le personnage qui joue le rôle d'initiateur, renforcent bel et bien la structure rituelle. Ces pratiques se situent au point de convergence du sacré et de l'individu, entre le sacré et le quotidien. Elles proposent une réelle dimension discursive du corps comme langage collectif ou individuel. Elles proposent un déplacement du sacré sur le corps de l'individu et la médecine, sur la maladie, mais également sur tous les instants de la vie individuelle et collective.

Ces gestes sont au point de rencontre du corps, du rite et du mythe. Ils sont générés par un discours mythique appelant un tout autre système interprétatif que le système biomédical habituellement mis en avant. C'est le constant va-et-vient entre les trois pratiques, entre celles-ci et les autres pratiques sociales, mais aussi celles qui leurs sont analogues dans d'autres sociétés, qui permet le mieux d'en appréhender la composante rituelle indéniable.

Le renvoi d'une pratique à une autre permet de mieux comprendre les conditions d'émergence de ce type de pratiques. Pour cela il est nécessaire de s'attarder sur l'ensemble des éléments qui contribuent à leur apparition et à leur perpétuation.

Ces pratiques, comme pratiques rituelles initiatiques dont la médicalisation est une expression propre à notre société, posent le problème du rôle du médecin dans la société, du rôle et des fonctions de la pratique médicale. Elles posent la question de la "fonction symbolique" du geste dans l'espace-temps au cours duquel il intervient. On peut se demander quelle est la manipulation symbolique qui s'opère alors. Par ailleurs, si ces gestes renvoient à une certaine identité sexuelle, ils renvoient aussi, en ce qui concerne la posthectomie, à une forme d'identification à une aire culturelle de civilisation.

Ces rites tels qu'ils sont proposés par la société posent les problèmes de la société et de ses individus : la pratique médicale est un mode d'expression qui nous est propre et qui permet d'expliquer nos propres problèmes sur le corps dans le type de société où nous vivons.

Comme pratiques d'inscription corporelle, ces gestes posent la question de l'éthique médicale et reposent la question des mutilations sexuelles et de la position de la médecine face à ce type de pratiques, qu'elles soient ou non reconnues comme telles. Ces pratiques révèlent aussi des invariants culturels puisque les mêmes types de matériaux se rencontrent dans de nombreuses sociétés traditionnelles. Là encore se trouve renforcé le concept d'Universalité de la Culture humaine.

Elles pointent aussi du doigt l'émergence du concept de santé publique, ces pratiques étant essentiellement à visée préventive. Ce concept renvoie à la dimension sociale du corps et de l'individu et fait de tout individu une partie prenante de la collectivité. Il renvoie aux enjeux sociaux et politiques de l'exercice médical et de la prévention qui cible des espaces corporels particuliers à des fins précises assurant des bénéfices pour l'individu et pour la société.

5.1. LA RITUALITE MEDICALE

Les différentes pratiques prennent sens dans le contexte de la consultation médicale. Les formes et les modalités de ce cadre sont très particulières. En effet, si la consultation médicale est l'objet d'une répétition de gestes et de paroles, elle est avant tout le fait d'une séquence très rigide pour les deux acteurs, qui tourne autour d'un objet essentiel, le corps, objet à forte composante sacrée.

5.1.1. LES DIFFERENTS ACTEURS DE LA RELATION MEDICALE

Pour le médecin, la consultation est une série de gestes répétés plusieurs fois par jour dans un climat bien souvent obsessionnel. Il s'y dégage une forme de ritualité quotidienne de sa pratique qui lui permet d'effectuer son travail sans remise en question majeure. Il met en place un vaste ensemble de pratiques défensives qui ne sont rien d'autre que des "rites de protection" tout à fait similaires aux "rites d'interaction", "rites d'évitement" proposés par E. Goffman. Ces rites visent à protéger son image afin de préserver l'efficacité symbolique de sa pratique qui dépend de la facilité avec laquelle il est capable de rentrer dans le modèle qui lui est imposé par la société. Ces "rites de protection" (rites de purification, rites de défense) et d'"évitement" ont aussi pour but de protéger sa personne même en tant que corps. Ainsi, il développe au cours de son exercice une multitude de mesures à visées hygiéniques : lavage des mains, utilisation de produits antiseptiques renvoyant à une certaine forme de névrose obsessionnelle propre à la société occidentale contemporaine face à l'ennemi public numéro un, le microbe.

Pour le médecin c'est bien de son propre corps qu'il s'agit. Pour le patient, la consultation médicale propose un schéma proche du schéma initiatique traditionnellement proposé.

Elle comporte une phase d'attente (la retraite) dans la salle réservée à cet effet ; une phase de réclusion au cours de laquelle le patient subit des épreuves physiques et un enseignement sur le corps dans un langage qui lui est le plus souvent étranger ; puis c'est le retour dans le quotidien.

Cette séquence est encore plus évidente lors d'une hospitalisation où la théâtralisation n'est pas sans évoquer les rites initiatiques des sociétés traditionnelles où les ministres du culte possèdent eux aussi leur langage (le langage médical) et un look qui leur est propre (blouse blanche, masque). Toute hospitalisation propose une phase de séparation, une phase de marge, suivie d'une phase d'agrégation. Dans tous les cas de figure, consultation et hospitalisation comportent un certain nombre de constantes dominées par l'importance accordée à l'agir sur le corps et à la concrétisation de transformations du corps dans un espace particulier. Dans ce sens, il semble qu'elle puisse constituer un lieu de rite indéniable tant on y retrouve ce qui paraît essentiel au rite, et surtout au rite d'initation, par le fait qu'elle confère au corps des pouvoirs particuliers concrétisés par le partage de secrets (le secret médical) renforçant ainsi l'identité corporelle de l'intéressé.

En outre, la consultation met constamment en œuvre des oppositions très évidentes comme : mort/vie, nature/culture, nudité/parure et aussi isolement/cohésion. Plusieurs éléments font entrer la consultation dans le registre du rite :

- son objet, le corps ;
- le rapport à cet objet ;
- le lieu où elle est mise en place ;
- l'allure de la consultation, sa forme séquentielle ;
- mais il y a aussi la ritualité engagée lors de la pratique médicale quotidienne nécessaire à l'exercice de son efficacité.

5.1.2. LES ETUDES DE MEDECINE

Si l'exercice de la médecine fait constamment appel à la ritualité, il en va de même pour la formation du médecin. Son importance est liée à l'accession à une forme de savoir ainsi qu'à une identité professionnelle particulière qui désigne une élite. Elle est aussi dominée par l'objet de cette connaissance, le corps. C'est un véritable enseignement de la connaissance du corps que subit l'étudiant en médecine au cours de sa formation. L'approche qui lui est proposée tend à désacraliser le corps, ce qui incline à mettre en place des "rites de protection" face à ces barrières qui lui est possible de faire tomber.

L'observation des pratiques estudiantines en faculté de médecine montre combien l'apprentissage du corps est une tâche angoissante. Plus tard, quand l'étudiant aborde la pathologie, il se trouve toutes les maladies, attitude classique, avec quelques somatisations parfois importantes.

La première séance de dissection possède une valeur importante dans la formation de l'étudiant. Elle est une approche physique du corps avec transgression de tabous importants. Elle est nécessaire au pouvoir du médecin. C'est là un point essentiel : la connaissance du corps ainsi vécue est strictement réservée à l'étudiant en médecine. Elle fait de lui un être particulier qui détient une certaine connaissance inaccessible aux autres.

Cette séance de dissection est une véritable initiation à un rôle et à une fonction spécifique basée sur la transgression d'interdits concernant le corps (il ne faut pas oublier que la dissection a très longtemps été interdite par l'Eglise et que certains ont connu le bûcher pour l'avoir tentée). A un moindre degré, cette initiation se trouve réitérée à chaque nouveau geste sur le corps, tant par l'apprentissage d'une nouvelle technique que par une nouvelle façon de bafouer les barrières du corps, une nouvelle façon de s'y introduire : incision, suture, geste chirurgical, injection, cathétérisme, examen gynécologique, frottis, I.V.G., circoncision et épisiotomie... tous ces gestes qui touchent de près ou de loin l'intégrité du corps, tout geste qui constitue un viol autorisé du corps. Ensuite, le droit des médecins sur le corps des autres est tel que certains examinent même les patients au cours de leur sommeil sans même prendre le temps de les réveiller.

La valeur initiatique de la séance de dissection prend toute sa force dans l'observation de pratiques similaires chez certains adultes, mais aussi chez bon nombre d'enfants qui se donnent le droit de transgresser certains interdits, et notamment ceux concernant le corps.

L'initiation de ce type qui est une nécessité chez le médecin, devient un fait marginal pour les autres, le plus souvent rejeté sur le corps des animaux. Elle est souvent le fait des jeunes garçons dont les victimes sont essentiellement les petits animaux et insectes. Tout le monde connaît l'agressivité des garçons avec les petits animaux. C'est un fait répandu dans les groupes d'enfants qui donne droit au respect des autres, à l'introduction dans le groupe, et à un statut particulier, comme c'est le cas pour le médecin. L'étudiant médecin subit donc une double initiation par l'apprentissage à la connaissance du corps :

- une initiation à son identité professionnelle de médecin ;
- une initiation individuelle.

Ce type d'initiation individuelle qui, pour les autres, peut tenir de la perversion ou du pathologique, est pour lui tout à fait normal, voire indispensable. C'est bien là que se situe la spécificité du médecin dans la société : il n'est pas un homme comme tout le monde, ne serait-ce que par les possibilités d'initiation que son identité professionnelle lui confère. C'est aussi pour cette seule raison qu'il y prend une place toute particulière. C'est à ce niveau que le médecin se rapproche le plus de son homologue, le chaman.

Le chaman, pour exercer son pouvoir sur le malade, doit avoir lui-même vécu la maladie qu'il revit chaque fois. Le médecin, lui, pour exercer son pouvoir sur le corps des autres, doit avoir été initié à la connaissance de ce corps par la transgression d'interdits. Tous deux, le chaman et le médecin, passent par le pathologique pour exercer leur pouvoir. C'est bien le cas du médecin dont l'activité sur les morts et sur les corps relèverait de l'anormalité si elle concernait d'autres individus que lui.

Il existe quand même une différence fondamentale avec le chaman : l'initation du chaman passe par la maladie-même, celle des médecins de notre société passe par la maladie et le corps des autres sans expérience personnelle sur son propre corps. Le médecin n'est jamais impliqué directement dans son corps par la maladie. Il semble que ce soit là une lacune de la formation du médecin qui est parfois clairement énoncée par les patients lorsqu'ils se plaignent de l'incompréhension de la douleur, par exemple, de la part de leur médecin. On entend souvent dire que les médecins, s'ils avaient vécu la maladie, seraient plus aptes à soigner. Dans le même registre, les patientes consultent souvent des femmes médecins parce qu'elles pensent trouver une meilleure compréhension de leurs problèmes : "Vous qui êtes une femme, vous devez comprendre..." Un médecin victime d'une sclérose en plaques affirme être consulté largement par ce type de patients. Qu'on le veuille ou non, une partie de l'efficacité symbolique de la pratique médicale passe par le vécu de la maladie par le médecin.

Ce n'est pas indispensable mais c'est mieux. Cette observation est particulièrement fréquente dans le monde rural où la vie et les aléas de la santé du médecin sont connus par les habitants et ses patients. Que penser de l'histoire personnelle du médecin ? Certains n'ont-ils pas vécu des faits de maladie, personnels ou familiaux, qui les ont prédisposés à ce type de profession, justement parce qu'ils y étaient déjà initiés par leurs antécédents ? Un jeune médecin pédiatre parle de la mort d'un frère par mucoviscidose. Un autre prétend avoir été motivé par la mort de son père atteint d'une leucémie ; depuis il rêve de soulager les malades de leur souffrance comme il aurait aimé le faire pour son père. Il semble bien que l'efficacité de la maladie comme initiation à la médecine soit à double sens : efficacité pour le patient, efficacité pour le médecin.

Ce n'est pas seulement au niveau de l'objet de l'enseignement que le médecin est confronté à une forme d'initiation. C'est aussi au niveau de l'apprentissage de sa profession. Cela est propre à tout type d'études quand ces dernières permettent l'accès pour l'adolescent à un statut professionnel particulier qui lui confère en même temps un statut d'adulte, celui-ci étant étroitement lié au statut professionnel dans notre société. Il existe, en effet, bien souvent un transfert de l'identité sexuelle sur l'identité professionnelle qui passe avant l'affirmation d'une identité sexuelle individuelle.

On peut donc penser que l'initiation intervient à plusieurs niveaux au cours des études : initiation professionnelle, initiation au statut d'adulte, initiation sexuelle secondaire. La fonction de l'action éducative n'est pas uniquement technique. Dans cette action, s'il est question de culture et de préparation à la vie active, il est aussi question d'épreuve,

épreuve scolaire, qui rappelle son efficacité proprement magique d'initiation et de consécration.

Par ailleurs, l'important n'est pas tant le contenu de ce qui y est enseigné que l'organisation même de l'action pédagogique : elle donne une définition de la culture et du rapport à la culture, une définition du travail et de sa fonction ainsi que la place du travailleur.

C'est l'organisation du travail qui est pertinente, mais aussi la reconnaissance de la connaissance, c'est-à-dire la sanction qui possède une grande part de l'efficacité symbolique[1]. La valeur initatique du diplôme tient autant à l'épreuve elle-même qu'au fait de l'avoir subie et à sa reconnaissance sociale. Il est évident que préparer un diplôme nécessite une rigueur, imposée par l'étudiant lui-même, mais aussi par l'entourage et le "corps enseignant". C'est à ce niveau que l'on retrouve le pouvoir du corps social sur le corps de l'individu. L'obtention du diplôme agit autant en modifiant la représentation que l'étudiant a de lui-même qu'en modifiant les représentations que les autres ont alors de lui.

C'est ainsi que la sanction universitaire, par exemple, réalise l'opération sociale puisqu'il s'agit de produire des individus qui se différencient des autres par une certaine connaissance. Pour le médecin, le contenu de l'enseignement ainsi que l'objet sur lequel porte la sanction sont deux éléments particulièrement opérationnels sur le plan de leur efficacité symbolique.

En fait, dès lors que l'on entame une réflexion anthropologique concernant l'exercice de la médecine, il faut repenser son enseignement, non seulement comme un lieu où s'enseigne la connaissance du corps, mais surtout un lieu où elle se pense. C'est tout autant le terrain de "rites de passage" que le lieu d'une structuration des représentations de l'exercice de la pratique médicale dans notre société. Tout cela montre à quel point le médecin, dès le début de sa carrière, est confronté à la notion de rite qui s'exprime en terme de rites d'initiation ou de ritualité.

Qui plus est, cette initiation du médecin n'est pas sans évoquer les rites d'initiation préalables à l'entrée dans les confréries (les médecins entre eux se disent d'ailleurs

---

1. P. Bourdieu, 1981

confrères) ou dans les sociétés secrètes. Là y est délivrée une certaine connaissance avec un langage particulier.

Il est indéniable que les pratiques abordées prennent place dans ce contexte et que c'est ainsi qu'elles s'exercent.

5.2. RITE D'INITIATION

Ces pratiques évoquent des rites d'initiation à part entière. Est-il utile de revenir sur les modalités de ces trois gestes ? Ces formes ne leur sont d'ailleurs pas spécifiques. Elles sont communes à toute la pratique médicale. Ce sont d'ailleurs essentiellement les formes de l'exercice médical qui renvoient cette pratique à une ritualité proposant une séquence peu différente de la séquence des rites définis comme tels.

Ces différents gestes se situent, sans conteste, dans les différents cadres conceptuels définis par A. Van Gennep et G. Calame Griaule. C'est le cadre institutionnel dans lequel ils s'opèrent, c'est leur reconnaissance collective, c'est la prise en charge sociale globale de ce cadre institutionnel qui renforcent cette fonction initiatique.

Ici, comme bien souvent, c'est plus le rapport à l'objet qui est opérationnel dans l'objectivation du rite que l'objet lui-même.

Dans ces pratiques, il est bien entendu question de la circulation de la maladie et du symptôme entre le médecin et le patient. Celle-ci met en place une véritable interaction rituelle entre deux individus, mais aussi entre ces deux individus et la société. Ainsi, on se retrouve devant la maladie ou le symptôme comme expressions du corps dont les dimensions discursives désignent l'importance du langage du corps, mais aussi l'importance du langage collectif et de sa reconnaissance dans la société.

Dans cette perspective, la relation thérapeutique, qui est au centre de toute pratique médicale, pose moins la question d'une conception scientifique de la maladie et de son traitement que celle des rapports entre le médecin et le malade, bien sûr, mais surtout des rapports entre l'individu et le social.

La maladie ne serait que le prétexte pour définir les rapports aux autres dans la collectivité. C'est là qu'elle prend toute sa valeur initiatique, dans la mesure où elle peut être parfois le lieu d'affirmation d'une identité sexuelle, mais aussi d'une identité communautaire. Cette dernière s'affirmerait par identification à certaines valeurs reconnues collectivement par la société. C'est le cas pour les mesures préventives et, entre autres, pour la vaccination qui touche les pays occidentaux. En effet, la vaccination y procure une identité particulière avec une reconnaissance de certains critères de santé publique qui leur sont propres. C'est dire que la médecine et la pratique médicale ne sont pas "objectives". Elles sont toujours liées à une conception du monde définie par les mythes que chaque société met en place. C'est ce discours mythique qui génère les divers gestes médico-chirurgicaux.

Pour ce qui est de la constitution du rite, si le déroulement de la pratique dans son espace-temps la projette dans la ritualité, celle-ci est largement renforcée par l'espace corporel concerné. C'est cette localisation dominante sexuelle qui la renvoie pour une bonne part à un rite d'initiation visant à renforcer l'identité sexuelle de l'individu, en réponse au discours mythique inconscient, collectif et individuel.

Ces pratiques comme rites d'initation s'insèrent bien dans un questionnement social. Les bénéfices sont individuels mais aussi collectifs. A elles trois, ces pratiques remettent en place l'ordre des choses, définissant les rôles des uns et des autres dans la société.

Peut-on parler de culte phallique pour les hommes, culte de fertilité et de maternité pour les femmes ? La réponse est difficile car il n'existe pas d'organisation propre à leur célébration. Pourtant, comme pratique phallique, comme pratique de fertilité, ces trois gestes interviennent à des moments particuliers de la vie de l'individu, quand celui-ci a le plus besoin d'affirmer ou de renforcer son identité sexuelle.

Une chose est sûre, c'est que ces trois interventions sur le corps n'ont pas besoin d'être visibles pour posséder leur efficacité. Il suffit pour cela qu'elles soient reconnues comme telles, par chaque individu, par la société qui en accepte la prise en charge et la reconnaissance. C'est là qu'intervient l'efficacité symbolique du geste médical.

Peut-être est-il nécessaire de revenir sur les discours mythiques producteurs de ces gestes. Nous avons vu que le mythe de l'androgyne est prédominant dans de nombreuses cultures, y compris la nôtre.

La posthectomie lutte bel et bien contre l'androgynie originelle. Il en est de même pour l'épisiotomie lorsqu'elle intervient dans cette perspective d'ouverture / fermeture de la vulve évoquée par les patientes et les médecins. Dans ce cas, nous avons vu qu'elle était un moyen de lutter contre la phallicisation de la vulve au moment de l'accouchement. Comme rite de maternité et de fertilité, l'avortement et l'épisiotomie ont pour fonction secondaire de lutter contre l'androgynie originelle. Ils resexualisent le corps de la femme dans une fonction essentielle, celle de la reproduction. La posthectomie, quant à elle, resexualise le corps de l'homme en accentuant l'image phallique et les représentations de virilité qui s'inscrivent dans une perspective de domination des femmes et de gestion de la filiation.

Au-delà de leurs fonctions respectives, ces pratiques renforcent les lois sociales à respecter après les avoir reposées pour notre société dans les termes qui lui sont explicites, en rapport direct avec la notion bien connue de "prohibition de l'inceste". Comme on le constate aisément, la resexualisation du corps opérée lors de ces gestes renforce largement leur fonction initiatique.

Il existe d'autres pratiques qui tendent à resexualiser le corps comme l'habillement, le port de bijoux et le maquillage, selon des critères spécifiques à notre culture. Mais ces marques ne sont pas inscrites dans le corps. Elles restent transitoires et éphémères. Ce n'est nullement le cas de la posthectomie, ni celui de l'I.V.G. ou de l'épisiotomie : quand bien même la marque ainsi constituée n'est pas visible, il y a toujours modification du corps avec violence sur le corps. C'est cette violence qui atteste de son efficacité quand il s'agit de la pratique médicale, violence exercée par une tierce personne désignée pour cela.

On ne peut parler dans les mêmes termes de la violence des pratiques individuelles telles que l'épilation, le tatouage, la cicatrice de brûlures ou les sports en compétition qui s'inscrivent également dans une violence sur le corps, mais dont l'acteur est l'individu lui-même. Le registre est encore différent pour les mutilations et automutilations. Celles-ci sont des pratiques où l'initiation n'est plus la fonction essentielle, tant ce type de pratiques basculent dans la psychose.

5.3. EFFICACITE SYMBOLIQUE

Les gestes abordés sont opérationnels sur le plan du rite et de l'initiation. Il est nécessaire de savoir d'où ils tiennent leur efficacité. C'est à ce niveau qu'interviennent les différents systèmes interprétatifs qui opèrent, chacun à leur manière, une manipulation symbolique permettant qu'ils agissent comme rite d'initiation. L'espace corporel joue un rôle indéniable. Là, l'efficacité symbolique se confond avec l'efficacité du symbole : symbole phallique par exemple pour la posthectomie. C'est aussi le moment où ces pratiques interviennent dans la vie de l'individu qui est important.

Quoi qu'il en soit, l'efficacité symbolique est étroitement liée à la pensée mythique. Elle relève du mythe générateur des représentations corporelles sexuelles. Nous avons vu que l'efficacité est également liée à la reconnaissance collective de la pratique mais surtout à la reconnaissance comme système essentiel du champ interprétatif biomédical.

Elle est associée à un autre mythe, le mythe contemporain concernant l'idéologie biomédicale en rapport avec des représentations du corps qui nous sont propres. Elle est étroitement liée à la reconnaissance du rôle clef du médecin dans la société en matière de corps, et au fait qu'il soit lui-même initié à la pratique médicale, tout comme on pourrait parler de l'initiation du chaman. Pouvoir médical et efficacité symbolique des gestes sont étroitement liés. Ils relèvent du système interprétatif biomédical et de sa reconnaissance. La croyance collective en l'efficacité devient à ce niveau particulièrement opérationnelle.

5.3.1. MEDECIN ET CHAMAN

C. Levi-Strauss a longuement étudié la cure chamanique et le type de relation que le chaman met en place dans l'élaboration de l' efficacité symbolique de sa pratique.

La cure chamanique met en jeu une triple expérience :

- celle du chaman qui concerne son expérience intime sur la connaissance de son corps et de la maladie comportant une véritable initiation dans la maladie même ;
- celle du malade, qu'il soit guéri ou non ;
- celle du public qui rend compte de l'adhésion collective.

La guérison s'organise autour de deux pôles essentiels, le chaman et le collectif. Ces deux pôles sont tout à fait similaires à ceux autour desquels s'organise la pratique médicale : le médecin et la prise en charge collective de la pratique médicale (la sécurité sociale) dont elle tire son efficacité au même titre que la cure chamanique qui met aussi en évidence les rapports entre un individu et le groupe, mais surtout entre un certain type d'individus et certaines exigences du groupe. Ces exigences varient d'une société à une autre, et selon les époques.

Un fait est important, c'est que le chaman offre un véritable spectacle. Il semble que celui-ci, s'il ne met pas en jeu les mêmes champs d'interprétation de la maladie, soit bien semblable au spectacle télévisé offert par la médiatisation de la médecine. Dans cette perspective, même si on assiste à une démystification de la médecine, on tend de plus en plus à se rapprocher de la cure chamanique.

C. Levi-Strauss compare la cure chamanique à la cure psychanalytique grâce à l'analogie avec l'abréaction : dans la cure chamanique, c'est le sorcier qui parle et fait abréaction pour le malade qui se tait, tandis qu'en psychanalyse, c'est le malade qui parle et qui fait abréaction contre le psychiatre ou le psychanalyste qui l'écoute. L'abréaction du médecin n'en est pas moins exigée puisqu'il faut avoir été analysé pour devenir analyste.

Il semble que nous ne soyons pas si loin de certaines représentations évoquant l'"expérience-maladie" du médecin qui fait partie d'un des champs interprétatif, de la pratique médicale. Ainsi, dans cette perspective, le malade et le médecin, de façon différente, nourrissent et alimentent en symboles. Il ne s'agit pas ici d'une réelle abréaction puisque l'"expérience-maladie" n'est pas concomitante aux soins prodigués.

Le médecin généraliste, loin d'être un abréacteur professionnel comme le chaman, n'en est pourtant pas si loin. Ainsi incitent à le penser les réactions psychosomatiques du médecin. En effet, que penser des symptômes apparaissant chez les médecins lors des consultations de certains patients ?

Comme exemple, le médecin qui se met à se gratter le bras lors de la consultation d'un patient pour eczéma à ce niveau: "*vous allez voir, vous allez bientôt être guéri, non parce que je pensais lui prescrire un traitement efficace, mais il m'était soudain apparu l'idée que son eczéma était en train de passer de lui à moi, c'est d'ailleurs ainsi qu'il comprit la remarque*".

Ne s'agit-il pas d'une certaine abréaction POUR le malade comme c'est bien le cas dans la cure chamanique ? Ici, plus encore que dans la cure psychanalytique, le médecin généraliste se rapproche du chaman dans son mode de comportement.

N'en est-il pas un peu de même pour certains thérapeutes de nos sociétés : un homme qui "coupe le feu" dit être toujours très fatigué après ce type d'expérience.

La relation médicale dans notre société ne fonctionne pas toujours de cette manière. Il n'en est pas moins vrai que l'homme de notre société demande d'une certaine façon à la pensée magique de lui fournir un nouveau sytème de références au sein duquel des données qui semblent jusqu'alors contradictoires puissent s'intégrer.

On peut se demander si, à ce niveau, il n'y aurait pas moyen d'explorer un nouveau modèle thérapeutique qui serait alors particulièrement opérationnel sur le plan symbolique, renvoyant d'une certaine manière à la psychosomatique. Là, se situe un des points de rencontre de l'anthropologie avec la psychosomatique.

Voici une observation proposée par C. Levi-Strauss qui est fort intéressante puisqu'il s'agit de l'intervention du chaman lors d'un accouchement difficile et qui met en place les matériaux propres à l'efficacité symbolique de certains gestes et de certains discours. Il s'agit de l'analyse du texte d'une incantation destinée à favoriser les accouchements difficiles chez les Indiens Cunas de Panama où l'importance d'un consensus est primordiale pour la réussite de ce genre d'affaires, tout autant que l'action directe du chaman au moment de l'accouchement.

Ici, le chaman intervient au même moment que l'obstétricien, quand il y a des difficultés le plus souvent. L'accouchement difficile s'explique parce que Muu, puissance responsable de la formation du fœtus, a outrepassé ses attributions et s'est emparée de purba, l'âme de la future mère. Ainsi le chant consiste entièrement en une quête du purba perdu qui sera restitué après maintes péripéties, telles que les démolitions d'obstacles, victoires sur les animaux féroces, et finalement un grand tournoi livré par le chaman et ses esprits protecteurs à Muu et à ses filles. Vaincue, Muu laisse découvrir et libérer le purba de la malade : l'accouchement a lieu.

L'intérêt de ce type de cure chamanique réside dans le fait Muu et le séjour de Muu représentant littéralement l'utérus de la femme enceinte et le vagin. Le chaman travaille donc directement les organes mis en cause lors de l'accouchement, tout comme le médecin de notre société.

C. Levi-Strauss souligne la précision avec laquelle l'idéologie indigène épouse le contenu affectif du trouble physiologique tel qu'il peut apparaître de manière informulée à la conscience du malade. Et c'est bien là que se situe une bonne part de son efficacité.

Dans cette observation, l'efficacité de la pratique chamanique est attribuée à la contagiosité de ce qui se passe chez le chaman. Il s'agit de l'abréaction. Mais ici, il ne semble pas que l'efficacité se situe à ce seul niveau. En effet, si la parturiente participe à l'état d'esprit du chaman, c'est dans la mesure où celui-ci participe lui-même à l'accouchement, mais non par simple identification à la patiente. C'est en tant que personnage intervenant dans un combat contre les forces qui rendent l'accouchement difficile que le chaman agit.

N'est-ce pas un peu ce qui se passe lorsque le médecin pratique une épisiotomie ? Son efficacité réside en fait dans la réactualisation d'un mythe qu'il vit à ce même moment et qui permet de représenter et d'ordonner ce qu'il aurait été impossible de faire. Il met ainsi en place un système cohérent que la malade accepte, puisqu'il répond aux représentations et au système interprétatif en usage pour cette patiente. La douleur s'intègre dans une logique qui permet qu'elle soit alors acceptée. L'obstétricien met lui aussi en place une lutte contre les obstacles mécaniques à l'expulsion du bébé. Ce qui est encore plus important, c'est que la malade guérit et qu'elle accouche. L'efficacité est réelle. C'est une véritable réorganisation mentale qui s'effectue entraînant des effets physiologiques bénéfiques par la substitution d'un ordre au désordre et d'un schéma d'action à l'inertie douloureuse.

Ici, on est vraiment très proche de la psychosomatique qui devient un élément essentiel dans la réussite de la cure chamanique.

Le mythe vécu et exposé par le chaman et la patiente ne permet pas seulement de comprendre ce qui se passe, mais il permet aussi de guérir. C'est là que s'opère la manipulation symbolique propre à toute perspective psychosomatique. Le chaman propose ici une nouvelle interprétation qui permet la proposition d'une symbolisation nouvelle. Cela signifie que l'on peut considérer un symptôme comme un symbole, lui aussi mode d'expression de ce qui ne trouve pas à se symboliser autrement. Il existe une réelle interchangeabilité des interprétations. C'est bien ce qui se passe au niveau de la pratique médicale qui, elle aussi, produit bien une véritable manipulation de symboles.

C'est de cette manière qu'agit également l'épisiotomie lors de l'accouchement dans notre société. Nous ne sommes pas si éloignés de la réinterprétation proposée par le chaman pour ce qui est des difficultés d'expulsion. La différence est la suivante : si seul le discours suffit à être opérant pour la parturiente Cuna, il est nécessaire, pour la parturiente française d'associer le geste au discours explicatif biomédical qui est très proche de celui du chaman. Le périnée fait obstacle à l'expulsion et le chaman décrit des obstacles qui lui ressemblent fort tels les fibres, les cordes flottantes, les fils tendus, les rideaux successifs.

Pour l'épisiotomie, c'est le système interprétatif biomédical permettant d'organiser des images opérantes pour la compréhension du phénomène dans notre système de représentations qui nécessite l'intervention d'un geste possèdant sa propre efficacité en rapport avec notre propre logique des faits.

Pour la parturiente française il est nécessaire que l'objet symbolique s'inscrive dans l'univers matériel. Ainsi, parmi les actions symboliques, il paraît évident que certaines, comme l'épisiotomie en France, sont plus efficaces que d'autres parce que l'objet qu'elles proposent à voir ou à entendre (objet matériel, geste, chant) présente des qualités que d'autres ne possèdent pas.

Les qualités sont étroitement liées aux modèles en vigueur, mais surtout à la reconnaissance collective des ces modèles. C'est le cas de la prise en charge médicale de l'accouchement dans laquelle s'intègre ce geste qui devient alors efficace parce qu'il intervient dans le cadre de la maternité, et parce qu'il est proposé par le médecin, trouvant sa légitimation "scientifique" dans un système interprétatif qui est connu de nous. Attention, il n'est pas question de remettre en cause l'efficacité proprement mécanique de l'épisiotomie, relevant du système interprétatif biomédical. Il s'agit seulement d'accorder une place non négligeable dans l'efficacité de ce geste à la manipulation symbolique qu'il opère et qui n'est pas uniquement liée à ce système interprétatif mais à ce que l'on se plaît à appeler couramment "effet placebo", et qui montre à lui seul l'interchangeabilité des différents modèles interprétatifs en ce qui concerne la pratique médicale.

Il est probable que l'efficacité symbolique de cet "effet placebo" que l'on note pour l'épisiotomie soit directement liée à l'espace corporel concerné par le geste, en dehors de toute action mécanique réelle. Là se situe toute l'importance du symbole. Ainsi, l'épisiotomie comme véritable pratique rituelle opère une réelle manipulation symbolique.

Il en est de même pour la posthectomie qui est opérante sur le plan strictement somatique concernant la mise en représentation réelle du sexe de l'homme. La posthectomie est aussi opérationnelle sur le plan du symbole phallique qui permet la réactivation et la réactualisation d'un mythe. L'objet de la manipulation s'inscrit dans l'univers matériel qui est l'ablation du prépuce. Comme symbole il a un sens et devient contenu mental en tant que signifiant.

Il est à noter un élément important concernant la pratique médicale qui est lié à la reconnaissance de son efficacité comme preuve matérielle.

C'est l'importance accordée bien souvent à l'organe, ou au bout d'organe qui a été enlevé, qui trône parfois sur la table de chevet de l'opéré comme preuve réelle. Cette pratique se perd de plus en plus car ces morceaux de corps sont envoyés maintenant en laboratoire d'anatomo-pathologie pour examen. Ces reliques agissent bien comme s'il était important de donner une preuve matérielle à ce qui a été pratiqué. Il n'est point de doute que leur mise à jour agit autant sur le plan de l'interprétation biomédicale du geste que sur le symbole que ce bout d'organe est censé représenter. Eles sont d'ailleurs assez souvent gardées précieusement par leur ancien détenteur.

C'est comme si la pratique médicale avait besoin d'une assise matérielle pour être totalement efficace. Ici, la production de l'objet maléfique peut apparaître comme étant l'une des causes de la guérison, mais cela ne suffit pas, bien entendu.

5.4. RITES DE PROTECTION OU PREVENTION

Nous avons vu que les pratiques abordées s'inscrivent directement dans une politique de prévention.

La posthectomie est bien souvent censée prévenir les complications des adhérences préputiales ou du phimosis. Elle prévient le phimosis lui-même et les surinfections secondaires. Sa représentation essentielle est hygiénique. elle s'inscrit dans une représentation essentielle de propreté. En sexologie, la posthectomie est censée traiter et prévenir l'éjaculation précoce s'inscrivant ainsi dans un système interprétatif faisant appel à la puissance érectile du phallus. Elle est aussi censée prévenir les cancers du col chez la femme, le smegma en étant parfois rendu responsable. Elle s'inscrit dans une problématique propreté/saleté et santé/maladie qui fait appel à un autre couple d'oppositions bien connu et qui lui est tout à fait similaire, le couple pur/impur mis en place par l'Eglise dans la culture judéo-chrétienne.

L'épisiotomie est aussi essentiellement préventive. Elle prévient la souffrance fœtale, les déchirures du périnée et les troubles urodynamiques qui sont occasionnés.

Ce n'est pas tout à fait le cas de l'I.V.G. qui s'inscrit dans une perspective un peu différente. Elle est avant tout "corrective", mais elle est malgré tout une pratique préventive de la maternité. Elle peut parfois prendre une réelle connotation préventive quand il s'agit des avortements thérapeutiques.

Cette approche anthropologique de l'épisiotomie et de l'I.V.G. permet d'élargir la réflexion sur les autres pratiques concernant le corps de la femme, largement dominées par la prévention : frottis, échographie, mammographie, etc. Cette politique préventive ne s'attache pas uniquement à la femme mais aussi aux enfants. Elle détermine, nous l'avons vu, un contrôle social des enfants et des femmes dans leur sexualité et leur génitalité.

Il est nécessaire d'aborder ces gestes comme pratiques préventives, objets d'étude pertinents de la problématique sociale, mais aussi du pouvoir politique et social sur le corps et sur la liberté de l'individu. Ces pratiques dénoncent le pouvoir social et mettent en évidence un des rôles essentiels de la pratique médicale comme contrôle des corps et de la sexualité des individus. Elles désignent l'importance du pouvoir médical sur l'individu et la vie de l'individu. Elles pointent l'émergence du concept de santé publique qui est relativement récent dans la société. Celui-ci est accompagné de toute une série d'autres mesures préventives qui ne concernent pas forcément les usages du corps, mais qui n'en restent pas moins une certaine entrave à la liberté individuelle, pour le bon fonctionnement de la collectivité. Il suffit de signaler les pratiques de prévention routière : alcootests, limitations de vitesse, port de la ceinture. Ces mesures soulignent l'importance du social sur l'individu comme faisant partie d'un vaste ensemble social.

Ces trois gestes désignent un véritable contrôle social de la sexualité et de la génitalité de l'individu. Ce contrôle ne possède pas les mêmes enjeux pour tous. Pour l'homme et l'enfant la fonction essentielle se situe au niveau du bon fonctionnement du sexe, comme phallus dans une perspective virile. Pour ce qui est du petit garçon, elle possède le rôle de contrôle de la filiation par une marque de reconnaissance sociale et d'appartenance, mais aussi par la mise en place d'une naissance symbolique effectuée par le père biologique ou le médecin qui devient alors le père à la place du Père (de l'Eglise).

La posthectomie désigne deux grands axes de questionnement de l'homme dans la société, celui de l'identité sexuelle et celui de la filiation étroiement lié au contrôle de la descendance.

Quand il s'agit de la femme, les pratiques étudiées renvoient directement aux fonctions maternelles, renforçant l'identité sexuelle centrée sur la maternité. Elles ont également comme fonction celle d'un contrôle de leur sexualité et de leur génitalité. En cela, elles rejoignent les fonctions de la posthectomie dans une perspective de contrôle de la maternité, secondairement à une nécessité de contrôle de la filiation par les hommes dans la société.

Ces pratiques désignent le questionnement concernant l'identité de la femme, mais elles reposent là encore les questions de contrôle de la descendance nécessitant et un contrôle des femmes, et un contrôle des enfants.

A elles trois, ces pratiques mettent en place, comme prévention, les bases fondamentales de la société française contemporaine à tendance patriarcale dominée par la patrilinéarité. Elles sont l'expression d'un pouvoir du groupe des hommes sur les femmes. Elles désignent les tentatives de résolution des problèmes d'identité et de filiation, ceux-ci ayant probablement été exacerbés avec l'apogée de l'ère industrielle définissant des nouveaux rapports au sein des groupes, des familles et des couples. Ces nouveaux rapports redéfinissent aussi de nouveaux types d'identité.

D'une certaine manière, ces pratiques agissent comme prévention d'un certain dysfonctionnement de la société, tout autant que comme correction d'un processus de dysfonctionnement déjà engagé. Elles désignent une crise de société où l'individu se voit remis en question dans son identité même. Elles redéfinissent cette dominance quasi universelle du masculin sur le féminin qui s'exprime ouvertement selon F. Héritier (L'exercice de la parenté, 1981) dans la plupart des terminologies de parenté connues, y compris celles qui accompagnent des règles de filiation matrilinéaire.

Sous couvert de prévention sur le corps de chacun, elles consolident les bases de la société. C'est d'ailleurs bien toujours comme agir sur le corps que s'affirme la

reproduction de l'ordre social, avec comme instruments essentiels : la parenté, la reproduction et la filiation.

5.4.1. MORT ET PREVENTION MEDICALE

Que la fonction préventive soit primaire ou secondaire, elle renvoie à l'angoisse de mort concernant tout individu. C'est dans cette perspective aussi que s'inscrivent les pratiques médicales, même si cela paraît paradoxal pour ce qui est de l'I.V.G. C'est dans cette perspective que s'inscrit toute pratique préventive produite par la société : pratique conjuratoire contre la mort de l'individu, contre la mort de notre société.

Tout rite renvoie directement à cette angoisse de mort de l'individu et de la collectivité et les mesures préventives sont de véritables rites de protection au sens défini par A. Van Gennep. Il est évident que si la médecine a d'abord essayé de traiter les malades et de les guérir, elle s'est secondairement très vite attachée à prévenir les maladies. C'est l'essentiel de la pratique médicale qui se définit ainsi, face à une peur obsessionnelle de la mort dans la société. Ce n'est pas la médecine préventive mais le développement démesuré de la prévention qui place la société dans une perspective névrotique menaçante.

A ce niveau, ce sont les enjeux politiques de la prévention qui sont mis en cause dans une société où la productivité et la rentabilité sont de rigueur. Ce souci de production et d'accroissement de la société industrielle renvoie au souci de rentabilité de chaque individu productif.

La médecine est bel et bien là pour faire règner l'ordre sur le bon fonctionnement et la rentabilité des corps de chacun. Le politique y fait appel sans arrêt, et la médecine "flirte" sans cesse avec les organismes de production.

Bien souvent, le pouvoir médical témoigne de sa collusion avec la classe dirigeante, de son désir de classe d'acquérir ou de conserver sa domination. C'est ainsi que les fonctions du médecin dépassent bien souvent ses fonctions médicales : fonctions politiques, prises de position dans de nombreux domaines. De quelque manière que ce soit, le médecin est au service du pouvoir politique auquel il est indispensable. A ce niveau, c'est l'"Ordre des médecins" qui

sert en quelque sorte de lien entre le pouvoir politique et le pouvoir médical.

Pouvoir médical, pouvoir politique et prévention se trouvent étroitement liés dans un consensus qui met en place les grands principes de notre société. Un des rôles essentiels du médecin réside donc aussi dans la régulation de la force de travail.

5.4.2. LES EFFETS PERVERS DE LA PREVENTION

Si un des buts de la prévention est de lutter contre la maladie, la mort et l'affaiblissement des capacités de travail de l'individu à outrance, et c'est ainsi qu'elle s'exerce dans la société, elle procède aussi à un effet inverse : elle est productive de maladie. La prévention désigne bien les maladies possibles de notre société. Elle désigne pour l'individu les moyens d'être malade. Elle désigne les déviances autorisées par le corps politique et le corps médical sur le corps des individus. Elle peut ainsi très facilement devenir génératrice de la maladie et du mal-être des individus. Alors, elle pourrait, sur le plan économique, avoir l'effet inverse de celui escompté : une augmentation secondaire des coûts de la maladie et de la santé.

Désignant les déviances possibles, on ne peut s'y méprendre, la prévention est avant tout normative. Tel est le cas des pratiques médicales, et en l'occurence la posthectomie. En effet, le rôle du corps médical dans la prévention est encore plus normatif que curatif. L'irruption de la sexologie comme partie prenante du champ d'intervention des médecins est particulièrement révélatrice. Sous couvert de libéralisation de la sexualité, elle crée de nouvelles normes concernant la sexualité même des individus, donnant encore plus de pouvoir aux médecins sur le corps des indivdus qui présentent bientôt de nouvelles pathologies sexuelles face à des normes établies qui remettent subitement en question leur sexualité : pour les hommes, il ne suffit plus de "bander", il faut "bander" longtemps ; nombreuses sont les femmes qui se découvrent frigides ne possédant pas d'orgasme clitoridien ou d'orgasme vaginal ; quelle est la femme qui n'a pas trouvé son point G., normal ou pathologique ?

Dans le même ordre d'idée, I. Illich remet en question le développement morbide de l'institution médicale entraînant la diminution globale de la santé des individus. Il appelle ce phénomène la "iatrogenèse".

Ici, nous n'en sommes pas si loin : le corps médical contribue largement à "renforcer le caractère impérialiste et autoritaire de la société industrielle". Les pratiques abordées sont là pour le dénoncer par la mise en place de normes individuelles nécessaires au fonctionnement de la société.

5.5. IDENTITE COMMUNAUTAIRE

Cette notion d'identité communautaire est étroitement liée à la prévention.

En effet, on peut se demander si les pratiques préventives ne déterminent pas une forme d'identité groupale, et si les trois gestes médico-chirurgicaux étudiés ne font pas partie d'un vaste réseau de pratiques dont l'efficacité symbolique déterminerait une identité interethnique particulière.

Il suffit de reprendre la circoncision. Dans les sociétés traditionnelles, elle agit autant comme signe d'appartenance que comme signe distinctif. Elle rentre particulièrement dans le cadre conceptuel évoqué par G. Devereux (1992) sur l'identité ethnique : IDENTITE = L'UNICITE ABSOLUE DE L'INDIVIDU A : NON-IDENTITE AVEC N'IMPORTE QUEL AUTRE INDIVIDU.

Il paraît vraisemblable que l'identité ne peut se développer qu'à partir d'une confrontation avec les autres et d'une différentiation des autres. C'est ainsi que se distinguent les Musulmans des Juifs dans la coutume, et les Chrétiens des Juifs dans le discours mythique qui constitue l'histoire de ces deux cultures.

Il est possible que la posthectomie intervienne de cette façon pour déterminer une certaine forme d'identité ethnique. Celle-ci prendrait plus précisement l'allurc d'une identité culturelle attachée à la culture occidentale. Cette fonction est renforcée par l'importance de cette pratique dans la constitution d'une réappropriation ou d'une réaffirmation de la filiation par la marque sur le fils par le père qui intervient dans l'affirmation d'une identité collective, à laquelle tout individu se raccroche par l'opération d'une marque corporelle reconnue de tous. Celle-ci a de nombreuses fois été utilisée à des fins similaires. Dans ce sens, on peut se demander pourquoi elle définit une identité ethnique puisque bientôt les trois quarts du globe bénéficieront de la même marque comme inscription corporelle inductrice d'une identité rattachant l'homme à son groupe.

Il faut croire que ce n'est pas uniquement la marque corporelle qui est opérationnelle, mais la manière dont elle est pratiquée et dont elle intervient dans les représentations des groupes respectifs. Elle définit dans ce cas l'universalité de l'efficacité symbolique de l'inscription corporelle. D'autre part, elle définit les particularités ethniques liées à cette marque, déterminant des représentations particulières à chaque groupe. L'universalité est dominée par l'importance de l'affirmation du pouvoir des hommes liée à l'esthétique phallique. Le culte phallique est universel et l'affirmation du pouvoir mâle qu'il constitue est étroitement liée à la reconnaissance de la filiation.

Les expressions et les formes mises en œuvre à propos de ce mythe dans notre société opèrent dans un système préventif qui nous est particulier et qui met en place les éléments constitutifs d'une identité concernant un groupe qui se rattache à une identité médicale caractéristique. Ce groupe est celui qui se distingue des autres par la lutte contre la maladie, mettant en place ce couple d'oppositions bien connu santé/maladie qui n'est autre qu'une réinterprétation contemporaine de représentations fort anciennes.

Ce groupe est celui qui se distingue des autres par le modèle interprétatif biomédical du corps et de l'individu. C'est aussi celui qui a été généré par le développement d'une culture "scientiste" avec le développement de l'industrialisation, lié au même type de phénomène et de représentation. Ainsi, il se dessine une identité occidentale dont l'aire géographique est floue, dominée par des modèles de représentation particuliers qui font appel aux représentations médicales.

Il existe donc une identité de civilisation constituée dans et par les sociétés industrialisées occidentales. L'identité culturelle des occidentaux s'affirmerait surtout comme différenciation des autres auxquels une identité différente est attribuée, par exemple, cette représentation globalisante et réductrice des "pays en voie de développement".

C'est essentiellement dans une perspective de productivité et de rentabilité que ce type de société met en place le système médical de prévention que nous lui connaissons. Les pratiques préventives y sont toujours étroitement liées au politique et à l'économie. Elles sont associées à une volonté de rentabilité dans un désir de domination de ce type de sociétés, les sociétés industrielles, sur le système économique mondial et les autres types de sociétés.

Il semble que l'identité ainsi constituée se rattache à une volonté de domination d'un monde sur un autre, cet autre monde étant réduit au simple fait que les sociétés qui le constituent ne fonctionnent pas sur les mêmes modèles et représentations. Cette identité ethnique ainsi définie s'affirme encore comme identité lorsque le groupe ainsi déterminé pèse de son hégémonie sur les autres sociétés, instituant une relation de pouvoir et de domination. Tel est le cas de la mainmise politique et économique par ce groupe sur les pays "en voie de développement". Mais surtout, et c'est là un point important pour notre travail, tel est le cas de la mainmise médicale par ce groupe sur ces sociétés qui possèdent d'autres systèmes interprétatifs de la maladie et du corps qui y sont pourtant particulièrement opérationnels. La mise en place même d'une coopération médicale et technique dans ces pays définit une certaine forme d'identité culturelle, s'imposant de force par des pratiques le plus souvent inadaptées sous prétexte que ses propres valeurs sont les bonnes, et ce, particulièrement en matière de pensée médicale.

On assiste ainsi, face à cette identité culturelle qui désire s'affirmer sur le corps de tout individu, à des campagnes de vaccination massives. Telles sont les marques essentielles d'appartenance à ce type de sociétés. Dans la cicatrice du B.C.G., on trouve une marque d'inscription corporelle importante définissant l'appartenance à un certain groupe dont l'identité est celle qui a été précédemment définie. Ainsi, on assiste à de véritables campagnes de marquage des individus et des enfants.

Est-il ici question de remettre en cause la vaccination dans ce type de sociétés ? Est-il ici question de remettre en cause l'aide humanitaire dont se gargarisent les sociétés occidentales contemporaines ? Non bien sûr. Mais il y alieu de replacer ces pratiques dans un contexte plus global de politique mondiale et d'en faire une approche anthropologique, face à l'émergence récente d'une identité culturelle dont la société française est issue et qui la relie au monde occidental industriel dans une même problématique de domination économique et culturelle du monde.

En effet, peut-on être certain que les concepts de santé publique mis en place par l'O.M.S. répondent aux nécessités de toutes les sociétés du globe ? Sûrement pas.

Ils font nécessairement appel à des représentations occidentales qui ne sont pas forcément opérationnelles partout où l'O.M.S. prétend les faire entrer en vigueur. L'émergence de cette identité interethnique paraît parfois dangereuse. Il existe une tendance très nette à l'hyperinvestissement de ce type d'identité ethnique qui tend à oblitérer les autres identités de groupe, voire l'identité de chaque individu.

En actualisant une identité culturelle occidentale hyperinvestie, on tend de plus en plus à minimiser, et même à nier, sa propre identité individuelle. A l'extrême, on pourrait aboutir ainsi à un anéantissement de l'identité réelle de l'individu. On peut se demander si ce phénomène n'est pas celui qui produit les pratiques marginales de "contre-ritualité" qui mettent particulièrement en évidence ce processus appauvrissant. C'est à ce niveau que l'on touche quelque chose de l'ordre du pathologique pour le type de société auquel nous appartenons. En effet, il apparaît bien souvent que l'individualité ou l'originalité sont plus pénalisantes que gratifiantes dans le mode de fonctionnement de notre société, et il est bien probable que la dépersonnalisation et la désexualisation de l'individu générées par la société industrielle soient une des surfaces d'émergence de pratiques sexualisées telles la posthectomie, l'épisiotomie et l'I.V.G.

Peut-on parler pour autant de "société malade" ? Certains auteurs comme F. Laplantine (1983) se sont employés à travailler sur les "tendances schizoïdes de l'Occident contemporain". Il semble pourtant que l'on assiste à un sursaut du symbole et de l'individualité dans la société. Cela signifie une chose essentielle et rassurante : c'est que le système interprétatif biomédical est bel et bien une réinterprétation secondaire d'autres systèmes interprétatifs dont on voit aujourd'hui la réémergence au travers de gestes symboliques.

Les différents modèles cohabitent très bien. Ils ne fonctionnent pas en opposition les uns avec les autres. L'un fait appel à la rationalité propre à nos modèles culturels contemporains. Les autres font appel aux symboles et aux discours mythiques enfouis au fond de notre conscience et dont la réémergence paraît soudain indispensable au salut de la société.

A n'en point douter, ces mythes sont toujours restés latents dans la mémoire individuelle et collective. C'est la conjoncture sociale pathologique et destabilisante pour l'individu qui permet sans doute leur réémergence dans des niveaux plus superficiels de conscience, produisant le développement important de pratiques médicales telles que celles qui ont été abordées. C'est ainsi que l'on peut envisager de tels gestes, de telles pratiques, comme modèles thérapeutiques à une certaine pathologie sociale génératrice d'une pathologie individuelle, quand bien même ces pratiques font-elles partie d'un vaste réseau de prévention. Ainsi le rite d'initiation ne pourrait-il pas intervenir dans la pratique médicale comme modèle thérapeutique du type de pathologie qui vient d'être évoqué ?

L'hypermédiatisation de la prévention ne pourrait-elle pas, comme indicateur de l'angoisse de mort de notre société, faire parfois usage de l'initiation, dont le but est bel et bien de toujours résoudre les tensions du groupe ?

5.6. LE RITE COMME MODELE THERAPEUTIQUE

Dans les sociétés traditionnelles, le rite constitue bien une représentation qui a rapport au mythe, représentation symbolique dont les fonctions et les modalités sont définies de façon précise. Il met toujours en jeu le corps dans un agir qui mobilise en produisant une transformation corporelle reposant sur une croyance en rapport avec la pensée magique. Pour ce qui est du rite d'initiation, il renvoie bien à transitionnelle" pour la résolution des conflits de l'adolescence par exemple. Le but essentiel serait de favoriser le processus de maturation, indispensable à cette période de la vie, mais de plus en plus tardif, et le plus souvent rallongé par des déplacements successifs d'ordre affectif, professionnel, idéologiques et culturel en général.

En effet, régler les problèmes importants qui se posent au moment de l'adolescence nécessite de procurer autant que cela est possible une certaine potentialité à assurer la "cohérence interne" et la "continuité" de l'individu. Il ne suffit pas de résoudre les tensions et les paradoxes qui affectent les adolescents, il faut les rendre vivables et acceptables en créant les conditions nécessaires. Les rites produits par certaines sociétés y contribuent d'une certaine manière : ils font figure de médiation, relais nécessaires aux adolescents pour combler l'écart "narcissico-pulsionnel" et éviter toute rupture de leur sentiment de continuité, le temps qu'ils développent leurs propres capacités à assurer une représentation acceptable d'eux-mêmes.

Dans notre société à type de production industrielle, les représentations en matière d'identité, essentiellement basées sur l'identité professionnelle et l'accession à un certain statut social, nécessitent un temps généralement assez long pour l'accession à des représentations de lui-même acceptables pour l'individu. Les adolescents ont donc d'autant plus besoin, dans le type de société qui nous concerne, de pratiques rituelles permettant que ce processus tardif soit anticipé sur le plan de la structuration des objets internes permettant le maintien d'une identité, l'affirmation d'une identité sexuelle, et la cohésion interne de l'individu.

A ce titre, certains troubles de conduite des adolescents proposent une véritable dimension rituelle. Nous avons vu qu'au travers de la prévention, la société désigne d'une certaine manière les maladies possibles. Comme pratique médicale ritualisée, elle désigne les somatisations possibles, l'expression somatique ou l'organisation psychopathologique faisant lieu de rite d'initiation. La place de l'I.V.G. à ce niveau est assez significative.

Il est évident que si tout symptôme est un moyen de communiquer avec le social, il ne faut pas pour autant qu'il se transforme en rite personnel quand il n'est plus lié au consensus social. C'est ce qui différencie le rite d'initiation des conduites pathologiques. Il n'y a pas que cette dimension qui importe au développement d'un rite assurant des bénéfices plus qu'à la production d'une pratique pathologique. En effet, selon le développement, leur organisation et la place qu'elles prennent dans le développement mental de l'adolescent ou de l'individu quel qu'il soit, certaines pratiques deviennent soit de véritables rites d'iniation, soit des formations symptomatiques.

Il ne suffit donc pas seulement du consensus social et de la reconnaissance du rite, de la maladie ou du symptôme, sa place dans le développement mental de l'individu y est capitale. Ainsi, certaines conduites de "délinquance juvénile" pourraient bien constituer un travail symbolique apportant à l'individu des bénéfices importants sur le plan de la structuration de son identité. Les adolescents font alors leur propre initiation, faute d'initiateurs. Ils constituent leurs propres rites. La "délinquance juvénile" est une vraie pratique sociale. Elle montre que les adolescents ont bel et bien besoin de se structurer une identité pour laquelle la société n'est pas toujours capable de fournir les éléments propices à la résolution de leurs conflits internes.

Les pratiques marginales montrent combien l'initiation est indispensable à la maturité des individus. Elles sont produites le plus souvent par des groupes qui mettent en places des symboles avec réactualisation de mythes particuliers à chaque groupe. Face à cette problématique de l'adolescence, certaines pratiques médicales, comme nous l'avons vu, peuvent proposer des éléments structurants sur le plan de l'accession à une identité et à certains rôles étroitement liés à l'identité sexuelle. Ces pratiques ne sont pas reconnues comme des pratiques rituelles initiatiques bien qu'elles en aient parfois les fonctions.

A n'en point douter, ces pratiques peuvent contribuer, selon la période de la vie de l'individu et l'individu lui-même, à un travail de maturation et d'intériorisation permettant l'acceptabilité de l'individu lui-même par lui-même. Elles ne résolvent pas toujours les tensions internes, mais elles permettent parfois à ces dernières d'être un peu mieux acceptées. Pour certains, elles procurent des bénéfices indéniables. A ce titre, on peut penser que certains gestes médico-chirurgicaux pourraient constituer une véritable thérapie face à la pauvreté initiatique de la société.

La médecine, comme actrice sur le corps, ne pourrait-elle pas être le lieu d'exercice de pratiques permettant à l'individu une meilleure intériorisation de son identité quand cela lui devient nécessaire ? Ne pourrait-elle pas être le lieu de pratiques initiatiques, tout au moins de pratiques aux fonctions initiatiques implicitement reconnues ? N'est-ce pas déjà ce qu'elle propose au travers de certaines pratiques qui répondent aux questions des individus et à la problématique sociale ? La médecine et la pratique qui en est issue ne sont-elles pas déjà le lieu d'exercice d'un sacré contemporain où le corps est lui-même l'espace où se résolvent les tensions des individus et de la société ? Ne constituent-elles pas un nouvel espace du sacré ? Le rite initiatique, comme modèle thérapeutique, peut-il être généralisé dans la pratique médicale ? La réponse est difficile.

Si le rite initiatique comme pratique thérapeutique individuelle paraît tout à fait cohérent, il n'en est pas forcément de même du rite initiatique comme pratique médicale généralisée qui s'imposerait automatiquement sur un mode autoritaire, telle que s'impose parfois la prévention médicale. Il mettrait alors en jeu le problème de l'éthique médicale étroitement lié à un certain type de relation médicale. Ces deux derniers points sont au centre de la pratique médicale.

Le problème de l'éthique renvoie au politique et au social, ainsi qu'à une certaine forme d'aliénation sociale, voire d'aliénation médicale des corps et des individus. Il a directement à voir avec le pouvoir médical. Quant au type de pratique médicale, il renvoie à l'efficacité de la pratique et à sa crédibilité, mais aussi à l'autorité médicale, elle-même directement liée à l'éthique médicale.

5.7. ETHIQUE MEDICALE

L'éthique médicale est bien au centre du débat. La généralisation de certaines pratiques de prévention mettent largement en place ce type de questionnements.

De quel droit imposer la prévention ?

N'est-ce pas un frein à la liberté individuelle ? Mais surtout, comme agir sur le corps de l'individu, a-t-on le droit de décider ce qui est bien pour lui ? Qu'en est-il des gestes qui touchent l'intégrité corporelle jusqu'à en modifier l'aspect extérieur ? Cette dernière question est régulièrement posée quand il s'agit des "mutilations sexuelles" telles qu'elles sont définies par la société occidentale contemporaine à propos des pratiques rituelles initiatiques qui touchent le corps et le sexe de l'individu dans les sociétés traditionnelles.

Elle n'est généralement pas posée pour ce qui est des pratiques mutilantes dont s'enorgueillit la médecine occidentale contemporaine qui n'a rien à envier aux initiateurs des sociétés sans écriture. En effet, l'"autoplastie de la forme"[1] est une pratique corporelle qui se développe de façon importante dans notre société. C'est un phénomène contemporain qui montre bien que le corps ne commence à exister qu'à partir du moment où il peut être parlé. C'est là un dénominateur commun aux pratiques médicales et à l'autoplastie : le corps traduit toujours le système social et les questionnements de la société. L'autoplastie dénonce l'importance des apparences. Elle dénonce aussi l'angoisse de mort de l'individu et de la société au même titre que la prévention. Que devient alors l'éthique médicale dans ce type de perspective ?

Il est bien évident qu'elle fait largement intervenir le pouvoir et le politique qui se trouvent au point de rencontre avec le savant. C'est bien à ce niveau que se joue l'éthique médicale car le politique utilise le savoir pour user de son droit sur chaque individu. Il s'appuie essentiellement sur la méconnaissance des individus en matière de corps. C'est aussi de cette méconnaissance que la médecine tire une bonne part de son efficacité (symbolique ou réelle).

Ainsi, l'efficacité de la pratique médicale se situe au point de rencontre de la connaissance des uns et de la méconnaissance des autres. L'"efficacité symbolique" met donc directement en jeu l'éthique médicale. Quel que soit le mode d'action et les éléments structurants de l'éthique médicale, une chose est sûre : si certaines pratiques, qu'elles soient mutilantes ou non, se développent ainsi dans notre société, c'est qu'elles trouvent sur le plan individuel les

---

1. I. Faivre, *1976*

raisons de leur développement, c'est qu'elles répondent à une adhésion collective et individuelle en rapport avec les divers systèmes de représentations concernant le corps dans la société. C'est là que naît probablement le pouvoir médical, outre la connaissance sur le corps qui en domine l'élaboration. Si le médecin se doit de remettre en question, tout au moins de prendre conscience de la place et des fonctions que lui octroie la société, il doit aussi respecter les propres caractères des uns et des autres et donner à chacun une réponse qui lui permette de régler ses conflits internes.

Les qualités du médecin ne sont pas tant de créer des pratiques rituelles médicales initiatiques que d'en accepter et d'en reconnaître les fonctions quand cela paraît nécessaire tout en respectant une certaine éthique de sa propre pratique. La question peut se poser ainsi : un médecin occidental a-t-il le droit de pratiquer l'excision chez une jeune fille africaine dont les parents en font la demande ? La difficulté de réponse oscille entre le relativisme culturel et l'éthique médicale occidentale. Ici, la réponse est NON, car de quel droit un médecin occidental peut-il pratiquer un geste qui ne possède aucun référent dans sa propre culture ?

Il ne s'agit pas là de se détourner de l'Universalité de la Culture humaine pour verser dans le culturalisme. L'universalité humaine n'autorise pas au soignant de sortir de ses référents culturels (et non des référents culturels) pour user d'autres référents qui n'appartiennent pas à sa propre culture et qui sont en totale rupture symbolique avec les référents culturels de la société à laquelle il appartient.

Un médecin peut-il devenir initiateur pour des indivdus d'une autre origine culturelle que la sienne ? NON. En effet, s'il existe des similitudes indéniables entre les différentes sociétés - il s'agit là des universaux culturels - il existe aussi une originalité propre à chaque société. En ce sens, la quête des universaux auxquels se livre l'anthropologie ne doit pas occulter la spécificité des lieux où la conduisent ses interprétations. L'unité de l'homme ne remet pas en question la diversité des formes sociales qui le modèlent, et chaque geste médical montre ce que la pensée humaine a à la fois d'universel et de particulier.

La question se pose à nouveau : un médecin a-t-il le droit de pratiquer l'excision chez une femme d'origine africaine ?

D'une certaine façon, oui, par rapport aux universaux culturels qui génèrent ce type de pratiques dans les sociétés traditionnelles africaines. Il sera pourtant en complète rupture symbolique avec ses référents culturels et mettra en jeu une véritable perversité. Appartenant à la culture occidentale il n'a en aucun cas le droit de pratiquer un tel geste. Il devrait alors en être totalement incapable, sauf s'il se référait à l'Universalité de la Culture humaine, ce qui paraît peu vraisemblable, et ce qui ne suffit d'ailleurs pas à l'acceptabilité d'un tel geste dans le contexte de la pratique médicale.

Une autre question se pose : le médecin doit-il dans notre société jouer le rôle d'un initiateur ? La question trouve sa réponse dans le potentiel qu'il a à accepter de jouer parfois ce rôle, tout au moins de prendre conscience du rôle dans lequel on lui demande parfois d'entrer. C'est à ce niveau qu'intervient avec le plus de vivacité l'importance de l'anthropologie médicale. De là, l'intérêt pour le médecin d'une approche anthropologique de sa pratique, une certaine prise de conscience de son rôle renvoyant directement à la question de l'éthique médicale, étroitement liée à son pouvoir sur le corps.

La question de l'éthique médicale peut se poser en d'autres termes : doit-on obliger un médecin à pratiquer des I.V.G. alors qu'il les refuse bien que la pratique soit reconnue socialement ? NON. Lui aussi, comme le patient, a droit à son individualité.

Il existe un autre argument. C'est celui qui touche la relativité propre de l'éthique médicale. Les normes sociales ne sont pas calquées de façon exacte sur les normes individuelles, en rapport avec l'individualité propre à chaque homme et à chaque femme qui est essentielle. Cette question montre que les limites de l'éthique médicale sont floues. Sur les contours, ce qui est interdit aux uns est autorisé aux autres, ce qui est autorisé à une certaine époque ne l'est pas à une autre. Ainsi, l'éthique médicale et sa logique d'interprétation sont directement liées aux contextes socio-politiques et historiques dans lesquels elles se développent. Le problème de l'éthique médicale ne met pas seulement en jeu la société. Il met également en jeu les représentations de chacun. Il fait aussi appel à la question du type de relation médicale. Celle-ci définit les moyens mis en œuvre par le médecin, la médecine et le savoir médical pour appuyer son pouvoir afin d'obtenir une certaine efficacité symbolique. Elle agit directement sur l'échafaudage de l'efficacité symbolique.

5.8. POUVOIR MEDICAL ET RELATION MEDICALE

Le médecin tout autant que le malade oscille entre deux niveaux de compréhension :

- le niveau scientifique qui implique une objectivité relative ;
- le niveau affectif qui est empreint d'une subjectivité évidente. Ces deux niveaux recouvrent des systèmes interprétatifs différents, qui font pour l'un appel à l'interprétation biomédicale et pour l'autre, à l'interprétation des symboles par la réactivation d'un discours mythique mettant en jeu les relations entre médecin et patient. Il y a donc bien la " vérité médicale" et la "vérité scientifique"[1].

Il existe un constant va-et-vient entre ces deux vérités. Les pratiques étudiées le démontrent clairement. Cela tend à prouver que l'interprétation biomédicale serait une réinterprétation moderne de la pensée populaire et de l'interprétation qu'elle propose du corps et de la maladie.

5.8.1. LA MORT AU CENTRE DE LA RELATION

Il faut ajouter à cela que ce n'est pas réellement la maladie qui circule entre le médecin et le malade. C'est surtout la mort. Au centre de cette relation il y a le tabou universel de la mort qui produit la pensée médicale et, secondairement, la pratique médicale dans sa globalité. C'est bien pour lutter contre la mort que s'est développée la médecine. Et c'est bien sur l'angoisse de mort que se constituent l'autorité et le pouvoir médicaux. C'est sur la mort que se construit la prévention. C'est sur elle que se

1. P.-B. Schneider, 1984

constituent les pratiques médicales d'inscription corporelle, pratiques conjuratoires ou pratiques de protection, véritables rites de protection. C'est aussi sur la mort que se construisent les maladies mythiques de la société occidentale contemporaine. On a longtemps eu peur de la tuberculose. On évoque beaucoup plus maintenant le cancer. Quant au S.I.D.A., il représente à lui seul la "maladie/punition" contemporaine idéale. C'est bien une constante anthropologique de la maladie qui s'organise autour d'un élément : la maladie est le mal, la maladie est un châtiment. C'est une vengeance, ou encore, une substance introduite dans le corps. A elle seule, elle met en place des couples d'oppositions bien connus : santé/maladie, pur/impur, propreté/saleté. Ceux-ci contribuent largement à l'élaboration du système préventif ainsi qu'aux pratiques que nous lui connaissons.

5.8.2. LA MEDECINE COMME PRATIQUE SEXUEE

Par ailleurs, la relation médicale met en place un élement qui a déjà été abordé à propos des différentes pratiques, la sexualisation de l'exercice médical.

Les pratiques médicales touchant le sexe de la femme éclairent particulièrement bien cet aspect de la relation. La relation de pouvoir centrée sur le sexe est évidente. Il existe une opposition "phallique-castré" similaire à celle évoquée par Valabrega (1972) qui fait de la femme une patiente de choix pour le médecin.

On retrouve régulièrement d'ailleurs la pensée latente de la castration, intriquée constamment aux idées de menstruation, de défloraison et d'accouchement. Les récits mythiques sont révélateurs à ce sujet.

Ils vont à la rencontre des interprétations psychanalytiques. La femme y est un être castré. Elle aurait été castrée à l'origine, et les saignements menstruels seraient le rappel de cette castration. De là le sentiment ambivalent de la femme à l'égard de la menstruation : féminité assurée mais aussi blessure castration qui s'exprime parfois par l'alitement et les douleurs importantes à cette période.

L'accouchement pratiqué par le médecin, accompagné d'une épisiotomie est une réactualisation de la castration que la femme revit, mais surtout que l'homme pratique de façon symbolique sur le corps de la femme. Si l'enfant est l'équivalent du pénis[1] que la femme peut acquérir sur un mode fantasmatique, puis symbolique lors de la naissance, l'I.V.G. quant à elle, est bien une véritable castration pratiquée par le médecin sur la femme. L'installation de la relation "phallique/castré" y est particulièrement bien illustrée.

Que penser de la posthectomie ? Elle représente particulièrement l'expression d'une castration. Elle met, elle aussi, en jeu une relation médecin/malade centrée sur une relation "phallique/castré". Dans un cas comme dans l'autre, l'espace local corporel est primordial, renvoyant directement à une relation sexualisée et érotisée. Il en est de même pour toute la pratique médicale, tant celle-ci intervient directement sur le corps par une prise de pouvoir indéniable.

La médecine s'impose toujours de manière phallique. Elle est quasiment toujours castratrice, même si elle n'agit pas toujours sur le sexe de l'individu. Toute perte d'un organe, tout geste chrirugical ou médical qui agit directement sur le corps est castrateur. Sans compter que dans l'inconscient, l'amputation d'un organe est toujours vécue comme une castration, comme la reviviscence du complexe de castration, surtout si la phase œdipienne n'a pas été résolue de façon satisfaisante.

La relation "phallique/castré" est tout à fait en phase avec l'identité d'initiateur du médecin et la fonction rituelle initiatique que peut posséder la pratique médicale et les gestes abordés. L'initiation est bien toujours une castration symbolique, parfois réelle, proposée par la société avec des initiateurs désignés. Le médecin tient tout à fait cette place dans la société, assurant une initiation sur le corps des enfants et celui des femmes.

5.8.3. POUR UNE ANTHROPOLOGIE MEDICALE

Il paraît tout à fait nécessaire que le médecin prenne conscience de cette place qu'il est amené à prendre dans la société, au niveau de l'élaboration de l'objet maladie dans les représentations courantes. En effet, un patient devient malade

1. S. Freud

parce que le médecin en a décidé ainsi. Un médecin fait, d'une minute à l'autre, d'un homme sain, un homme malade. C'est toujours au médecin que revient la reconnaissance de la maladie ou du malade comme tel. En ce sens, et c'est ainsi que la définit J.-P. Valabrega, la relation médecin malade est "hétérogène".

En psychanalyse on parle de transfert et de contre-transfert, en psychologie médicale, on parle plus d'attitude et de contre-attitude. C'est à ce niveau que le médecin doit prendre conscience de son rôle centré sur la relation qu'il impose au patient et que le patient accepte ou non. Par ailleurs, le médecin doit arriver à définir sa fonction, c'est ce que M. Balint appelle sa "fonction apostolique". Celle-ci peut-elle être celle d'un initiateur ? Les pratiques évoquées nous prouvent que oui. Le médecin prend parfois le rôle d'initiateur, tout au moins la société l'incite-t-elle à ce type de fonction. Il est nécessaire qu'il prenne conscience de ce type de phénomène, justement au nom d'une certaine éthique médicale, afin de ne pas mettre en œuvre des éléments pervers contre lesquels les médecins ne sont pas garantis.

Evoquer les fonctions médicales commes fonctions initiatiques occasionnelles est une chose, mais il devient dangereux de proposer au médecin le rôle d'initiateur tant que celui-ci n'a pas pris conscience de son rôle et de sa place dans la société. Le rôle essentiel de l'anthropologie médicale serait de travailler, bien entendu, sur la pratique médicale, mais aussi sur le médecin comme individu et sur la relation qu'il met en place avec le patient.

C'est là le fait de la psychologie médicale dont les objectifs rejoignent ceux que peut présenter l'anthropologie médicale dans l'une de ses applications.

L'anthropologie médicale s'est constamment développée sur la base selon laquelle la maladie possède une réalité indépendante de sa définition biomédicale, et qu'elle fait l'objet de représentations et de réponses thérapeutiques qui sont propres à chaque culture. Dans ce sens, elle déborde largement du champ strictement médical. Les pratiques relatives à la maladie sont donc indissociables des autres pratiques sociales. L'étude de la maladie renvoie toujours à des interrogations universelles concernant le rapport au corps, mais aussi les sentiments religieux, tout autant que les interactions entre l'individu et le social.

Ces interrogations trouvent des réponses différentes suivant les sociétés. Dans l'Occident contemporain, quelques-unes des réponses prennent sens dans la pratique médicale productive de gestes qui ne sont pas si éloignés que cela de certains autres gestes répondant à ces mêmes interrogations dans d'autres sociétés.

Par ailleurs, une approche de cet ordre conduit régulièrement à recentrer le travail vers la relation médecin-malade et, finalement, essentiellement vers la relation thérapeutique dont il est clair qu'elle pose moins la question d'une conception scientifique de la maladie et de son traitement que celle des rapports entre médecin et patients, entre patient et société, avec comme thème central la mort et l'angoisse qu'elle véhicule pour l'individu et la société.

REFERENCES BIBLIOGRAPHIQUES

ALLAND A. "Le rituel masculin de procréation et symbolisme phallique". *L'Homme*, Paris, Avril-juin 1985, XXV (2), pp. 37-55.

ARIES P. "Les pères autrefois", *Les pères aujourd'hui*, colloque international, Paris, 17-18-19 février 1981. Institut national d'études démographiques, pp. 3-4.

AUFRET S. "*Des couteaux contre des femmes, de l'excision*" Paris, Des Femmes, février 1983.

AUGE M. "L'anthropologie de la maladie". Paris, *Anthropologie état des lieux,* Revue de l'homme, biblio, Essais, 1986, pp. 77-90.

BADRI MATTA AMOUDRI. "*Etude ethnologique, complications et aspects médico-légaux de la circoncision*". Nancy, thèse de médecine, 1981.

BALINT M. "*Le médecin, le maladie et la maladie*". Paris, P.B.P., 1978.

BAONVILLE H., LEY J., TITECA J. "Les idées délirantes de la grossesse chez l'homme". Bruxelles, *Journal Belge de neurologie et de psychiatrie*, 6, 1935, pp. 322-327.

BASTIDE R. "*Sociologie des maladies mentales*". Paris, Flammarion (Champs), 1977.

BELMONT N. "Contraception, grossesse et accouchement dans les sociétés non occidentales", Paris, *Confrontations psychiatriques*, n° 16, 1978.

- *Paroles païennes, Mythe et folklore.* Paris, Imago, novembre 1986.

- "Superstition et religion populaire dans les sociétés occidentales". Paris, *La fonction symbolique*, M. Izard, P. Smith, Paris, Editions Gallimard, 1976, pp. 53-70.

- *Les signes de naissance.* Paris, Gérard Monfort, Imago mundi, 1983.
BENOIST A. *Les mutilations sexuelles.* La nouvelle école, 8, 1969.
BENSAïD N. *La lumière médicale.* Saint Amand, Seuil, 2ème trimestre 1981.
BERNARD M. "Le corps". Paris, *Corps et culture,* éditions universitaires, 1er trimestre 1978.
BETTELHEIM B. *Les blessures symboliques.* Paris, Gallimard (Tel), 1984. BEZAURY J.-P., MORON P.
- "Tatouage et initiation ". Paris, *Neuropsychiatrie de l'enfance et de l'adolescence,* 1985, pp. 424-426.
BIBLE (LA) *Ancien Testament 1, 2.* Traduction Oecuménique, texte intégral. Paris, Le Livre de poche, 1984.
BISEXUALITE ET DIFFERENCE DES SEXES *Nouvelle revue de psychanalyse*, Paris, n°7, Gallimard, 1973.
BOUCHARD-GODARD A. "Naissance d'un enfant, naissance d'un père". Paris, *Revue de psychosomatique*, 18, 1, 1972, pp. 85-93
BOUHDIBA A. *La sexualité en Islam.* Paris, Quadrige/P.U.F., sept. 1986.
BOUQUET E. "L'avortement : une contribution à un nouveau statut social du corps". "*Corps et société*", Actions et recherches sociales, Paris, Editions Eres, 1982, n°1, pp. 159-170.
BOURDIER "La paternité. Essai sur la procréation et la filiation". Toulouse, *Oedipe et psychanalyse aujourd'hui*, Privat, 1978.
BOURDIEU P. "Epreuves scolaires et consécrations sociales. les classes préparatoires aux grandes écoles ". Paris, *Actes de la recherche en sciences sociales*, n° 39, EHESS, 1981, pp. 58-63.
- "Les rites comme actes d'institution ". Paris, *Actes de la recherche en sciences sociales*, n° 43, EHESS, juin 1982, pp. 58-63.
BOURDIEU P. , CUCHE D. "Traditions populaires ou traditions élitistes ? Rites d'initiation et rites de distinction dans les écoles des arts et métiers". Paris, *Actes de la recherche en sciences sociales*, n° 60, EHESS, 1985, pp. 57-67.
BROHM J.-M. "Corps et pouvoir : l'emprise au corps (Incorporation, corps social, politique du corps)".

Paris,"Corps et société", *Actions et recherches sociales*, Editions Eres, n°1, 1982, pp. 113-132.
BROMBERGER C., HAYOT A., MARIOTTI J.-M. "Allez l'O.M., Forza Juve - La passion du foot-ball à Marseille et à Turin". Paris, *Terrain*, n°8, Carnets du Patrimoine Ethnologique, avril 1987, pp. 8-40.
BUCOVE A. "Post partum psychoses in the male". New York, *Bulletin of the New York Academy of Médecine*, vol. 40, n° 12, décembre 1964, pp. 967-971.
BYDLOWSKI M. "Essai sur les coutumes entourant l'accouchement". Paris, *Revue de médecine psychosomatique*, tome 18, n°1, 1976, pp. 3-19.
BYDLOWSKI M. ET R. "Le cauchemar de la naissance. Contribution à la représentation inconsciente de l'accouchement.". Paris, *Topique*, n°17, Le Roc du primaire, avril 1976, pp. 139-153.
CALAME GRIAULE G. *Ethnologie et langage, la parole chez les Dogons*. Paris, Gallimard, 1965.
- "Le miel des relations humaines". Paris, *Cahiers de littérature orale*, n°18, 1985, pp. 6586.
CARLONI G, NOBILI D. *La mauvaise mère*. Paris, P.B.P., 1981.
CHARLES-NICOLAS A. "L'interdit de faire, l'héroïne de l'adolescent". Paris, *Neuropsychiatrie de l'enfance et de l'adolescence*, 1985, pp. 417-421.
CHERON G. "La circoncision et l'excision chez les Malinke". *Journal des sociétés africanistes*, III, 2, 1933.
CHRISTENSEN E.
"Les pères aujourd'hui". Paris, "*Les pères aujourd'hui*", Colloque international, 17-18-19 février 1981. Institut national d'études démographiques, 1982.
CHRISTENSEN H.T. *Handbook of Mariage and the family*. Chicago, Rand Mac Nally, 1964.
COELHO R. "The signifiance of the couvade among the Black Caribs", *Man*, 1949.
COHEN G. "Une curieuse et vieille coutume folklorique : la couvade". Paris, *Psychisme*, 4 , 1949, pp. 80-93.
CORAN (LE) Paris, Flammarion, 1970.
COWLISHAW G. "Infanticide in Aboriginal Australia". *Océania*, XLVIII (4), 1978, pp. 262-283.
"The Determinants of fertility Among Australian Aborigenes".*Mankind* 13 (1), 1981, pp. 37-55.

DELAISI DE PARSEVAL G. " Sperme, don, contre-don ". Paris, Concours médical, 1/5/83, pp. 2915-2918.
- *La part du père.* Paris, Seuil, 1er tri. 1981.
"Les nouveaux pères en France". Paris, "*Les pères aujourd'hui*", Colloque international, 17-18-19 février 1981, Institut national d'études démographiques, 1982, pp. 13-15.
DELUMEAU J. *Le père en Occident.* Paris, Hachette, collection "pluriel", 1978.
DEMERSON O., ESTEVE G., LHOMARD B. "Etude sociodémographique de la population ayant recours à l'interruption volontaire de grossesse. L'exemple du centre d'orthogénie de la Croix-Rousse, Lyon ". Lyon, Travail de recherche G.S.S., aout 1985.
DEUTSCH H. *La psychologie des femmes : enfance et adolescence.* Paris, Quadrige, P.U.F., 1987.
DEVEREUX G. *A study of Abortion in Primitives Societies.* New York, International Universities Press, (1ère édition, 1955), 1976.
- *Ethnopsychiatrie complémentariste.* Paris, Flammarion (Nouvelle Bibliothèque Scientifique), 1972.
- *De l'angoisse à la méthode dans les sciences du comportement.* Paris, Flammarion (Nouvelle Bibliothèque Scientifique), 1980.
- *Femmes et mythes.* Paris, Flammarion (Nouvelle Bibliothèque Scientifique), 1982.
- *Essai d'ethnopsychiatrie générale.* Paris, Tel, Gallimard, 1983.
DUNSKY L. "Etre père, une perspective menaçante". Paris, *Psychologie médicale*, 9, 8, 1977, pp. 196-201.
DUPREZ D., VIALA M. "Adolescence et avortement". Paris, *L'évoluton psychiatrique*, 50, 2, 1985, pp. 357-381.
DURKHEIM E. *Les formes élémentaires de la vie religieuse.* Paris, Quadrige, P.U.F., 1985.
EBTINGER R. " Aspects psychologiques de la paternite ". Paris, *Confrontations psychiatriques*, n°16, 1978, pp. 149-189.
- "Aspects pathologiques de la paternité ". Paris, " Paternité et virilité ", *Convergences*, Spes., Ch. V, 1963, pp. 114-136.
EBTINGER R., FETIGUES J., LEVY A. " Bouffées délirantes avec automutilation de la verge à l'occasion d'une paternité. Considérations psychopathologiques ". Paris, *Annales médico-psychologiques*, Tome 2, n° 2, 1958, pp. 348-349.

EL MARRAR P. *Circoncision et tradition juive*. Marseille, thèse de médecine, 1981.
ELIADE M. *Le sacré et le profane*. Paris, Idées, nrf, 1965.
- *La nostalgie des origines*. Paris, Idées, Gallimard,1978
- *Religions australiennes*. Paris, P.B.P., 1972.
- *Initiation, rites et sociétés secrètes*. Paris, Gallimard,(Idées), 1976.
- *Histoire des croyances et des idées religieuses*. Paris, Payot, Bibliothèque historique, 1986.
- *Images et symboles*. Paris, Gallimard (Tel), 1979.
ERLICH M. *La femme blessée. Essai sur les mutilations sexuelles féminines*. Paris, L'harmattan, 1986.
FAIVRE I. "Autoplastie de l'apparence ou enquête sur la recherche esthétique". Paris, *Ethnologie française*, 6, n° 3-4, 1976, pp. 233248.
FOTSO DJEMO J.-B. *Le regard de l'autre, médecine traditionnelle africaine*. Paris, Silex éditions, 1982.
FOUCAULT M. *Histoire de la sexualité*. Mayenne, Gallimard, nrf, bibliothèque des histoires, 1984.
- *L'archéologie du savoir*. Mayenne , Gallimard, nrf, 1984.
- *Naissance de la clinique*. Paris, PUF, Galien, 1983.
- *Surveiller et punir, naissance de la prison*. Paris, nrf, Gallimard, 1985.
- *Histoire de la folie à l'âge classique*. Paris, nrf, Gallimard, 1984.
FRANJON M.-H. "Mutilations sexuelles féminines : un problème qui concerne les praticiens français". Paris, Le quotidien du médecin, 12 mars 1981.
FRAZER *Le rameau d'Or*. Paris, Laffont (Collection Bouquins), 1983.
FREUD S. *Totem et tabou*. Paris, P.B.P., 1985.
- *Cinq leçons sur la psychanalyse*. P.B.P., 1975.
- "Le petit Hans", " *cinq psychanalyses* ", P.U.F., 1954.
- *Moïse et le monotheïsme*. Paris, Gallimard, (1939) 1948.
FUKAZAWA *Narayama*, Folio, 1987.
GARAPON A. "Place de l'initiation dans la délinquance juvénile". Paris, *Neuropsychiatrie de l'enfance et de l'adolescence*, 1985, pp. 390-393.
GARNIER ET DELAMARE *Dictionnaire des termes techniques de médecine*. Paris, 19ème édition, Maloine S.A.

GIRARD J. "Les Bassaris du Sénégal. Fils du caméléon. Dynamique d'une culture troglodytique". Paris, *Connaissance des hommes*, l'Harmattan, nov. 1984.
GODELLIER M. "Le sexe comme fondement ultime de l'ordre social et économique chez les Baruyas de Nouvelle-Guinée". Paris, *cahiers du CERM 128*
- " Les problèmes des formes et des fondements, la domination masculine ", 1976.
GOFFMAN E. *Les rites d'interaction*. Paris, Les éditions de Minuit, Le Sens Commun, 1984.
- *Asiles. Etudes sur les conditions sociales des malades mentaux*. Paris, Les Editions de minuit, Le Sens Commun, nov. 1984.
- *La mise en scène de la vie quotidienne*. 1. La présentation de soi. 2. Les relations en public. Paris, Les Editions de minuit, Le Sens Commun, 1983.
- *Les usages sociaux des handicaps*. Paris, Les Editions de minuit, le Sens Commun, 1989.
GRIAULE M. *Dieu d'eau, entretiens avec Ogotommêli*. Paris, Fayard, 1983.
GRODDECK G. *Le livre du çà*. Paris, Tel, Gallimard, 1980.
- "Le double sexe de l'être humain". Paris, "Bisexualité et différence des sexes", *Nouvelle revue de psychanalyse* (7), Gallimard, 1973.
GUYOTAT J. "Mort, naissance et filiation. Etude de psychopathologie sur le lien de filiation". Paris, Masson, *Médecine et psychosomatique*, 1980.
HANRY P. "La clitoridectomie rituelle en Guinée, motivations, conséquences". *Psychopathologie africaine*, 1, 2, 1965, pp. 261-267.
HASLUCK M. "Couvade in Albania". *Man*, Février 1939, pp. 18-21.
HAYNAL A. "Le syndrome de couvade". *Annales médico-psychologiques*, 126ème année, n°4, 1968, pp. 539-571.
HERITIER F. *L'exercice de la parenté*. Paris, Gallimard (Hautes études, le Seuil), 1981.
- "Symbolisme de l'inceste et sa prohibition". Paris, "*la fonction symbolique*", Gallimard, 1979, pp. 209-243.
- "Fécondité et stérilité : la traduction de ces notions dans le champ idéologique au stade préscientifique". Paris, "le fait féminin . Qu'est-ce qu'une femme ?", Fayard, *Centre Royaumond pour une science de l'homme*, 1981.

"Symbolisme de l'inceste et sa prohibition". Paris, "La fonction symbolique", M. Izard et P. Smith, Editions Gallimard, 1979, pp. 209-239.
HERODOTES *Histoires*. Parid, LD/ La découverte, 1985.
HERZLICH C. *La santé et la maladie = analyse d'une représentation sociale* . Paris, Mouton, 1969.
- "La problématique de la représentation sociale et son utilité dans le champ de la maladie". Paris, *Sciences sociales et santé*, 2 (2), 1984, pp. 7184.
- "Médecine moderne et quête du sens = la maladie comme signifiant social". Paris , "le sens du mal = anthropologie, histoire, sociologie de la maladie", M. Augé et C. Herzlich, cds, Edition des Archives Contemporaines, *Ordres sociaux*, pp. 189-215.
HITE S. *Le rapport Hite sur les hommes*. Evreux, Robert Laffont (collection réponses), 1983.
HOSKEN F. *Les mutilations sexuelles féminines*. Paris, Denoël-Gonthier, collection femme, octobre 1983.
- *Les mutilations sexuelles en Afrique*. Paris, Questions féministes, 8, Edit. Tierce, 1980.
HOURNARETTE M., BRENNER J. "Le parturient". Paris, *Etudes psychothérapiques*, n°12, juin 1978, pp. 97-101.
ILLICH I. *La Némésis médicale, l'expropriation de la santé*. Mayenne, Seuil, 1975.
ISAMBERT F. *Rite et efficacité symbolique*. "Rites et symboles ", collection de recherche du Centre National de Pastorale Liturgique. Paris, cerf, 2ème tri. 1979.
ISRAEL L. *Le médecin face au malade*. Belgique, Pierre Mardaga Editeurs (psychologie des sciences humaines), 1986.
IZARD M., SMITH P. *La fonction symbolique*. Paris, Gallimard, 1979.
JEU B. *Le sport, la mort, la violence*. Encyclopédie Universitaire, Edition Universitaire, octobre 1972.
JOURNET O. "Placenta et culture". *Saint Just La Pendue*, "Fantasmes et masques de grossesse", P.U.L., 1986, pp. 118-123.
KELEN J. *Les nouveaux pères*. Paris, Flammarion, 1986.
KELLERALS J., PASINI W. *Le sens de l'avortement*, Genève, Etude psychosociologique, Georg, Librairie de l'Université, 11/6/76.

KNIBIELHER Y. *Les pères aussi ont une histoire.* Paris, La force des idées, Hachette, avril 1987.
- "De la femme grosse à la femme enceinte". *Saint Just La Pendue*, "fantasmes et masques de grossesse ", P.U.L., 1986, pp. 30-38.
KNIBIELHER Y., FOUQUET C. *La femme et les médecins.* Paris, Analyse historique, Hachette, nov. 1983.
LAGET M. *Naissances. L'accouchement avant l'âge de la clinique.* Paris, Seuil, 1982.
- "Rites de grossesse, médicalisation de la grossesse dans la France de l'Ancien Régime". *Saint Just La Pendue*, "Fantasmes et masques de grossesse", P.U.L., 1986, pp. 39-46.
LAMY P. *L'avortement anonyme.* Lyon, thèse de médecine, n° 137, 1975.
LAPLANTINE F. *L'ethnopsychiatrie.* Bordeaux, Psychothèque éditions universitaires, 1973.
- *Anthropologie de la maladie.* Paris, Payot, 1986.
- *La maladie, la guérison, le sacré. Médecines populaires et savantes de la France contemporaine.* France, Archives des sciences sociales et religieuses , 54, n°1, 1982, pp. 63-76.
- "Qu'est-ce que l'ethnopsychiatrie ?". *Psychiatrie d'aujourd'hui*, n°15, sept. 1973.
LE BRETON D. *Corps et société, essai de sociologie et d'anthropologie du corps.* Paris, Librairie des Méridiens (sociologie du quotidien), 1985.
- *Anthropologie du corps et modernité.* Paris, P.U.F., sociologie aujourd'hui, 1990.
LEDERER W. *La peur des femmes.* Paris, Payot, 1980.
LERIDON H. "Attitudes des hommes et attitude des femmes : résultats de quelques enquêtes de l'INED". Paris, "*Les pères aujourdhui*", colloque international, 17-18-19 février 1981, Insitut national d'études démographiques, 1982, pp. 26-30.
LERIDON H., CHARBIT Y., COLLOMB P., SARDON J.-P., TOULEMON L. " La seconde révolution contraceptive " Paris, *Travaux et documents*, cahiers n°117, Ined, PUF, 1987.
LERIDON H., TOULEMON L. " La fin des naissances non désirées". Paris, *Données sociales*, 1990, pp. 293-296.
LEVIS STRAUSS CL. *Anthropolgie structurale.* Paris, Plon, 1974.
- *Anthropologie structurale deux.* Paris, Plon, 1973.

- *Les structures élémentaires de la parenté*. Paris, Mouton, 1981.
LOUX F. *Le jeune enfant et son corps dans la médecine traditionnelle*. Paris, La tradition et le quotidien, Flammarion, 2ème trimestre 1978.
MAERTENS J.-T. *Ritanalyses 1*. Jérôme Millon, 1987.
- "Le rite est dé-corps ". Ottawa (Canada), *Anthropologica*, n°1, 1974.
- *Ritologiques*.
1. Le dessin sur la peau.
2. Le corps sexionné.
3. Le masque et le miroir.
4. Dans la peau des autres. Mayenne, Aubier (étranges étrangers), 1978.
MALINOWSKI B. *La sexualité et sa répression dans les sociétés primitives*. Paris, P.B.P., 1980.
MATHIEU N.-C. " Femmes, matières à penser ... et à reproduire..." pp. 5-16.
- " Quand céder n'est pas consentir. Déterminants matériels et psychiques de la conscience dominée des femmes, et quelques-unes de leurs interprétations en ethnologie ". pp. 169-237.
- Angers, "*L'arraisonnement des femmes. Essais d'anthropologie des sexes*", Cahiers de l'homme , Editions de l'EHESS, ethnologie géo-linguistique, nouvelle série XXIV, chez Siraudeau et Cie, trim. 1985.
MAUSS M. *Œuvres*. Paris, Editions de Minuit (Le sens commun), 1983.
- *Sociologie et anthropologie*. Paris, Quadrige, PUF, 1985.
MEAD M. *L'un et l'autre sexe*. Paris, Folio, essais, 1988.
- "Trois sociétés de Nouvelle-Guinée ". Paris, "*Mœurs et sexualité en Océanie*", Plon , 1963.
MELLY J. "*Infibulation*". Lancet, 2, nov. 1935.
MENGUET P. "Temps de naître, temps d'être : la couvade". Paris, "*La fonction symbolique*", Editions Gallimard, 1979, pp. 245-346.
MISHIMA Y. *Le marin rejeté par la mer* . Paris, Folio, 1979.
MOLET L.
- "Conception, naissance, circoncision à Madagascar". Paris, *L'homme*, janvier-mars 1976. XVI (1), pp. 33-64.
MORGAN WKC. "Penile Plunder". *Med.* J., 1, aust 1967, pp. 1102-1103.

- "The rape of the phallus ". *Jama*, 193, 1965, pp. 223-224.
NAOURI A. "Ne touchez pas le prépuce de l'enfant". Paris, *le généraliste*, n° 868, mardi 2 décembre 1986, pp. 10-13.
- *Une place pour le père.* Paris, Seuil, 1984.
NEUROPSYCHIATRIE DE L'ENFANCE ET DE L'ADOLESCENCE. *Les rituels à l'adolescence.* Paris, 31ème année, n° 8-9, 1983, pp. 355-436.
NOUVEAU TESTAMENT (LE) *Bible de Jérusalem*, nouvelle traduction. Edition du Cerf, 1984.
ORTIGUES M.-C., E. *Œdipe africain.* Paris, L'Harmattan, 1984.
PARRINTER G. *Le sexe dans les religions du monde.* Paris, Le Centurion, 1986.
PASINI W., KELLERHALS J. *Le sens de l'avortement, études psychosociologiques.* Genève, Georg, Librairie de l'Université, 1976.
PASINI W. "L'enfant imaginaire". Paris, "*Les pères aujourd'hui*", Colloque international, 17-18-19 février 1981, Institut national d'études démographiques, 1982, pp. 105-106.
PLUTARQUE *Isis et Osiris.*Trad. par M. Meunier, Guy Trédaniel, Editions de la Maisne, 1985.
POLO MARCO *Le livre de Marco Polo.* Paris, Edition Paul Pauthier, Didot, (1298) 1868.
RAULIN A. *Femmes en cause. Mutilations sexuelles des fillettes africaines en France aujourd'hui.* Paris, Collection Recherche, Centre Fédéral (FEN) , mai 1987.
REIK T. *Le rituel. Psychnalayse des rites religieux.* Paris, Denoël, 2ème trimestre 74.
- *La création de la femme.* Bruxelles, éditions Complexe, puf, 1975.
RITUELS CONTEMPORAINS. Paris, *Terrains* n°8, Carnets du patrimoine ethnologique, avril 1987.
RITUELS DE PARENTE. " Les rituels de parenté". *Annales*, 3, n° spécial 1978, pp. 623-676.
ROBIN N. et F. *Le pouvoir médical.* Paris, Penser/stock 2, 1976.
ROHEIM G. *Psychanalyse et anthropologie.* Paris, Gallimard, tel, 1978.
ROUVILLOIS J.L., LEVARDON M. "Déchirure obstétricale récente du périnée, épisiotomie". Paris, *E.M.C.*, Obstétrique 5, 1974, 5078-A10.

SAPIR M. *Soignant, soigné. Le corps à corps.* Paris, Payot, 1980.
SAUREL R. *Bouches cousues. Les mutilations sexuelles féminines et le milieu médical.* Paris, Tierce, Femmes et sociétés, 1985.
SCALPEL "La guerre des prépuces". *Le journal international de médecine*, vol 6, n° 32, sept. 1982.
SCHNEIDER P.-B. *Psychologie médicale.* Paris, Payot, 1984.
SIMON Y. *Le voyageur magnifique.* Paris, Roman, Grasset, 1988.
SINDZINGRE N. "Un excès par défaut. Excision et représentation de la féminité". *L'homme*, XIX (3-4), juillet-décembre 1979, pp. 171-187.
SMITH P. "Aspects de l'organisation des rites"."*La fonction symbolique*", Editions Gallimard, 1979, pp. 139-169.
- "Le souci anthropologique". "*Anthropologie état des lieux*", Revue de l'homme, Biblio, Essais, 1986, pp. 373-390.
SULLEROT E. *Le fait féminin. Qu'est-ce qu'une femme ?* Paris, Centre Royaumont pour une science de l'homme, Fayard, 1981.
- "La femme dans les systèmes de représentation. Entretien de F. Héritier". Paris, "*Le fait féminin. Qu'est-ce qu'une femme ?*", Fayard, 1981, pp. 397-404.
- "Femme décideuse et nouvelle mère". Paris, "*Les pères aujourd'hui*", Colloque international, 17-18-19 février 1981, Institut national d'études démographiques, 1982, pp. 96-100.
THIS B. *Le père : acte de naissance.* Mayenne, Editions du Seuil, 1980.
- "Les relations du père et de l'enfant au cours de la grossesse". Paris, "*les pères aujourd'hui*", Colloque international, 17-18-19 février 1981, Institut national d'études démographiques, 1982, pp. 119-122.
TOULEMON L. "La contraception orale est devenue une pratique courante". *Données sociales*, 1990, pp. 289-292.
TREHOVAN W.H. "Le syndrome de couvade, nouvelles observations". *Journal of psychosomatique Research*, vol 12, pp.107-115. (Traduit par J. March dans la revue de médecine psychosomatique, tome XI, n° 1, 1969.
TRETHOWAN W. "Le syndrome de la couvade". Paris, "*Les pères aujourd'hui*", Colloque international, 17-18-19 février 1981, institut national d'études démographiques, 1982, pp. 112-115.

VALABREGA J.P. "Note sur la quête de l'origine. *L'homme 105*, XXXVIII (1), janv.-mars 1988, pp. 29-34.
- *La relation thérapeutique : malade et médecin.* Paris, Flammarion, 1962.
VAN GENNEP A. *Les rites de passage.* Mayenne, Picard, 1981.
VERDIER Y. *Façons de dire, façons de faire. La laveuse, la couturière, la cuisinière.* Paris, Gallimard, nrf, 1983.
VILLENEUVE A. "Etude sur une coutume Somalie. Les femmes cousues". *Journal de la société des africanistes*, VII, 1, 1937.
WAERNER E., STRASHIN E. "Bénéfices et risques de la circoncision". *Le journal international de médecine*, articles internationaux, Canada Medical Association Journal, vol.6, n°32, sept. 1982.
WALTER J.J. *Psychanalyse des rites, la face cachée de l'histoire des hommes.* Poitiers, Gonthier (Médiations), 1977.
WEBER M. *Le savant et le politique.* Paris, Plon, 1969.
WOLTON D. *Le nouvel ordre sexuel.* Saint-Amand, Seuil, 1974.
ZAPPERI R. *L'homme enceint.* Paris, Les chemins de l'histoire, PUF, mai 1983.

TABLE DE MATIÈRES

L'HARMATTAN

5-7 rue de l'École-Polytechnique
75005 PARIS

Tél. : 43-54-79-10
Fax : 43-25-82-03

QUESTIONS D'ACTUALITE

Sociologie & Société

SOCIOLOGIE DE L'ETHIQUE
Jean-Louis GENARD

Quel est le fondement du lien social? La réponse à cette question doit être cherchée au coeur de l'éthique, dans ce que nous appelons la responsabilité. Aboutissement d'un processus d'apprentissage, la responsabilité constitue la spécificité de l'activité et des relations humaines et sociales. Prenant d'abord ses distances par rapport aux grandes approches sociologiques de l'activité morale, l'auteur montre ensuite comment s'opère l'apprentissage social de la responsabilité et comment naissent les grandes valeurs qui structurent les engagements et les débats éthiques. Il évoque enfin les risques qui menacent aujourd'hui la responsabilité.

(Coll. Logiques Sociales, 269p., 130F) ISBN : 7384-1248-3

UNE ETHIQUE DES SCIENCES SOCIALES.
La limite et l'urgence
G. GOSSELIN

Il s'agit ici de tenter une réflexion éthique sur les sciences sociales, non sur leurs utilisations et leurs applications, mais sur leur production. En effet le vrai pouvoir scientifique n'est pas dans les usages de ce qu'il crée, il est dans la création elle-même, au coeur même de la production de la pensée et de la connaissance.

La production dans les divers domaines des sciences humaines (sociologie, anthropologie, psychanalyse...) se trouve ainsi questionnée.

(Coll. Logiques Sociales, 210p., 120F) ISBN 2-7384-1535-0

CRITIQUE DE LA MODERNITE. L'exil et le social

Christian MIQUEL

Prenez un escargot, il promène sa maison avec lui. A l'inverse, l'homme est toujours en quête d'un domicile fixe. Que d'efforts pour se construire enfin un monde rassurant, fût-il imaginaire! Il usera tour à tour d'autorité, de pouvoir ou de puissance. Accordant une place toute particulière à notre société contemporaine, C. Miquel tente de cerner les multiples stratégies et stratagèmes qui permettent à un individu ou une société donnée de fuir la nudité de son exil originel , en organisant son «être ensemble» de manière spécifique.

(Coll. Logiques Sociales, 117p., 70F) ISBN : 2-7384-1436-2

FONDEMENTS BIOLOGIQUES DES SCIENCES HUMAINES. Evolution et complexification des êtres vivants.

Jacques GOLDBERG.

Tout comportement animal ou humain, toute vie mentale, toute société organisée reposent sur une vie organique. Les sciences humaines prennent aujourd'hui de plus en plus conscience de ce fait. Le présent livre est né du souci de présenter aux étudiants de sciences humaines et aux lecteurs intéressés à ces domaines, les données de base de la biologie qui leur seront continuellement nécessaires au cours de leurs lectures et études.

(Coll. Logiques Sociales, 255p., 140F) ISBN : 2-7384-1514-8

DECONSTRUIRE LE SOCIAL. Séminaire I

Collectif dirigé par Saül KARSZ

Le séminaire Déconstruire le Social propose d'explorer les multiples sens, domaines et registres du social. Interroger sa logique, sa nature, ses composantes, sa raison d'être. En un mot définir le social.

Le but des intervenants est de travailler, non seulement «dans», mais également «sur» le social. Passer, autant que faire se peut, de son évidence à sa connaissance, du vécu au su... Condition nécessaire pour que les politiques deviennent plus claires et les pratiques moins dupes...

(Coll. Cahiers de Pratiques Sociales, 155p., 90F) ISBN : 2-7384-1325-0

VARIATIONS SOCIOLOGIQUES. En hommage à Pierre Ansart

Textes réunis par France AUBERT

Une carrière intellectuelle particulièrement féconde a conduit Pierre Ansart à ouvrir ou revisiter de nombreux chemins de la sociologie. Ses travaux sur l'histoire de la sociologie, sur les idées politiques, ses essais sur la didactique des sciences sociales ont construit une oeuvre de référence. Ce parcours dans des voies inconnues, connues ou reconnues a inspiré des réflexions, indiqué des pistes, initié des recherches. Dans des registres variés, chacune des contributions au présent ouvrage est un témoignage de ce que P. Ansart, le professeur, le chercheur, l'ami a su insuffler.

(319p., 170F) ISBN : 2-7384-1566-0

IDENTITE, CULTURE ET CHANGEMENT SOCIAL.

Actes du 3ème colloque de l'ARIC réunis par M.LAVALLEE, F. OUELLET et F. LAROSE

A l'heure des bouleversements socio-politiques et économiques mondiaux, à ce moment où l'Europe, en plein processus d'unification, se prépare à des transformations profondes dans la gestion de ses échanges internationaux et intercontinentaux, les mises en contact inter-culturelles inévitables et de plus en plus fréquentes posent le problème aigu de la cohabitation et celui des identités.

(Coll. Espaces Interculturelles, 416 p.,190 F) ISBN : 2-7384-0993-8

L'EMPIRISME EN SOCIOLOGIE

Louis MOREAU DE BELLAING

L'empirisme en sociologie a, depuis le XVIIIème siècle, révélé sa fécondité et sa nécessité. Mais, il a été dévié, par de nombreux chercheurs se prétendant sóciologues, de sa vocation qui est de fournir du matériau qualitativement et quantitativement fiable ainsi qu'une première interprétation.

Cet ouvrage tente de montrer que, confondu avec la sociologie, l'empirisme constitue trop souvent un obstacle difficilement franchissable à la recherche de la vérité scientifique.

(Coll. Logiques Sociales, 149p., 85F) ISBN : 2-7384-1091-X

POUR UNE SOCIOLOGIE DE LA TRANSACTION SOCIALE

Textes présentés par Maurice BLANC

La transaction sociale ne se limite pas à la négociation et au compromis. Elle permet d'analyser les conflits, les arrangements sociaux et la dialectique des rapports de force. Ce concept permet de mieux comprendre les ajustements successifs pour tenter de résoudre des conflits qui surgissent autour de la garde des enfants lors d'un divorce, dans la réhabilitation de l'habitat, dans les politiques culturelles, dans la reconversion industrielle. Cet ouvrage procède à un bilan critique des principales problématiques théoriques de la sociologie française contemporaine et, avec ce concept de transaction sociale, s'esquisse un cadre théorique nouveau.

(Coll. Logiques Sociales, 294 p., 150 F) ISBN : 2-7384-1005-7

LA TRAME DE LA NEGOCIATION. Sociologie qualitative et interactionnisme

Anselm STRAUSS

(Textes réunis et présentés par Isabelle BASZANGER)

Les textes présentés pour la première fois en français dans ce recueil jalonnent le parcours intellectuel d'Anselm Strauss, sociologue interactionniste américain dont les recherches s'inscrivent dans la tradition sociologique de l'Ecole de Chicago. La multiplicité des domaines abordés (dont le secteur médical) s'organise dans une réflexion théorique qui suit «la trame de la négociation». A. Strauss propose un cadre d'analyse des phénomènes de négociation présents dans tout ordre social et élabore ainsi une approche de la vie sociale et des actions collectives.

(Coll. Logiques Sociales, 319p., 150F) ISBN : 2-7384-1411-7

CES RESEAUX QUE LA RAÍSON IGNORE.

Centre de sociologie de l'innovation. Introduction de Bruno LATOUR.

La sociologie de l'innovation étudie le mouvement d'une société plutôt que ses états. Elle s'applique à tous les domaines. A chaque terrain, l'intention demeure semblable: étudier le contenu en même temps que le contexte en espérant que les situations de crise révèleront les liaisons que la stabilité ne permet pas de voir. Les articles ici regroupés n'ont pas d'objet en commun, ni de théorie commune. Pourtant, un même infralangage les unit tous, une m volonté de peindre des situations hybrides en laissant aux acteurs le s construire leur sociologie.

(Coll. Logiques Sociales, 246p., 130F) ISBN : 2-7384-1293-9

PHENOMENOLOGIE DU LIEN CIVIL. Sens et légitimité
Patrick PHARO

Traditionnellement, les sociologues se préoccupaient surtout de l'évolution historique ou des relations entre groupes sociaux. On prend désormais conscience que les catégories d'analyse du social sont encore largement à découvrir. L'étude de ces catégories, de leurs structures formelles et de leur mise en oeuvre, permet à la sociologie de renouer avec la tradition des moralistes classiques et ouvre des possibilités de nouvelles explications.

(Coll. Logiques Sociales, 284p., 140F) ISBN : 2-7384-1529-6

POLITIQUE ET SAVOIR-VIVRE. Enquête sur les fondements du lien civil
Patrick PHARO

Les fondements d'une société, ce qui la maintient en état de marche, ce n'est pas l'âpre lutte pour le gain et le pouvoir, mais un idéal de savoir-vivre qui prescrit une norme de vérité et de justice et à laquelle il faut se conformer si l'on veut se faire comprendre et être compris de ses semblables.

Comme toute norme, elle est condamnée à être violée, mais cela n'ôte rien à sa puissance et à son incontournabilité.

(Coll. Logiques Sociales, 160 p., 85 F) ISBN : 2-7384-1079-0

SOCIOLOGIE DES TECHNIQUES DE LA VIE QUOTIDIENNE
Alain GRAS, Bernard JOERGES, Victor SCARDIGLI

Les techniques ont envahi l'univers quotidien de l'homme moderne. Cet ouvrage éclaire la manière dont la société contemporaine dépend dans son développement d'une technologie qui pénètre de plus en plus notre intimité et s'insère dans notre imaginaire. Il propose aussi une réflexion critique sur notre environnement quotidien.

(Coll. Logiques Sociales, 312p., 160F) ISBN : 2-7384-1305-6

LA TECHNOSCIENCE. Les fractures des discours
Sous le direction de Jacques PRADES

Ouvrage de controverse. La technoscience présente les thèses les plus contradictoires sur la compréhension du phénomène technique en Occident. Jacques Prades rassemble ici les propos de onze auteurs à partir de deux prismes: «Comment se construisent les techniques? Quels types de ruptures historiques provoque l'émergence des techniques?». Il propose en conclusion une lecture plus incisive des oppositions.

(Coll. Logiques Sociales, 288p., 140F) ISBN : 2-7384-1350-1

Achevé d'imprimer par Corlet Numérique - 14110 Condé-sur-Noireau
N° d'Imprimeur : 793184 - Mars 2018 - Imprimé en France

Made in United States
Orlando, FL
04 November 2026

90201573R10133